COLECCIÓN
MEDICINA ALTERNATIVA

Cúrese con flores de Bach
Manos que curan
Poder curativo de las flores mexicanas, el
Venza la depresión con la hierba de San Juan
    (St. John's Word)

COLECCIONES

Colección Ejecutiva
Colección Superación Personal
Colección New Age
Colección Salud y Belleza
Colección Medicina Alternativa
Colección Familia
Colección Literatura Infantil y Juvenil
Colección Didáctica
Colección Juegos y Acertijos
Colección Manualidades
Colección Cultural
Colección Espiritual
Colección Humorismo
Colección Aura
Colección Cocina
Colección Compendios de bolsillo
Colección Tecnociencia
Colección Esoterismo
Colección con los pelos de punta
Colección VISUAL
Colección Arkano
Colección Extassy

Dr. Abel Cruz

Diabetes y su cura natural

SELECTOR

actualidad editorial

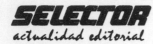

SELECTOR
actualidad editorial

Doctor Erazo 120   Tels.   588 72 72
Colonia Doctores   Fax: 761 57 16
México 06720, D.F.

DIABETES Y SU CURA NATURAL

Diseño de portada: Carlos Varela

Copyright © 1999, Selector S.A. de C.V.
Derechos de edición reservados para el mundo

ISBN: 970-643-185-3

Décima Primera reimpresión. Agosto de 2004

PRÓLOGO

Desde hace siglos la diabetes en sus diferentes manifestaciones ha sido el peor enemigo de la salud en seres humanos.

Pero no es sino hasta hace poco que se ha comprendido y estudiado más a fondo las formas de controlar y sobre todo prevenir esta larga enfermedad.

El doctor Abel Cruz, a través de una amplia experiencia dentro de la medicina naturista, alópata y homeopática, ha realizado un intenso trabajo de investigación y análisis desde hace muchos años y que ahora culminan con la realización de este libro que brinda al lector una "alentadora esperanza de salud y de vida".

Al penetrar en las páginas de este libro, usted encontrará además de todas las curas y remedios para la diabetes, una variedad de recetas especiales y cuadros de alimentos como una alternativa más para controlar efectivamente la enfermedad. Por otra parte, los testimonios ofrecidos por pacientes del propio doctor Abel Cruz, son muestra clara de la eficiencia de los métodos curativos y de diagnóstico presentados en esta obra.

Por todo lo anterior, los invito a penetrar en la riqueza del mundo naturista y a combatir junto con el doctor Abel Cruz esta mortal, pero ya controlable enfermedad.

Marisa Escribano

Marisa Escribano

INTRODUCCIÓN

Este libro, es uno de los muchos, que el autor, el doctor Abel Cruz ha escrito con el fin, siempre de informar, prevenir y concientizar a la gente de las consecuencias fatales que una mala alimentación, malos hábitos etc., ocasionan a la salud y buen funcionamiento de nuestro organismo.

El tema de este libro, sin duda provocará gran polémica a su entorno ya que por generaciones se ha tenido la idea errónea de que la diabetes no es curable y que sólo se controla. Por lo anterior y sin temor a equivocarme puedo decir que todos hemos escuchado hablar de esta temida enfermedad que no respeta edad, sexo o posición social y que a pesar de ser conocida no se tiene información veraz sobre la misma, sobre lo que la provoca, los efectos, complicaciones y demás trastornos que acompañan a esta enfermedad y que son en deterioro de nuestra salud.

El doctor Abel Cruz con su gran trayectoria médica logra su objetivo en esta obra, que es el informar, orientar, y prevenir a las personas de que no pongan en riesgo su salud y a las que ya sufren esta terrible enfermedad alentarlos a que adopten el método naturista como remedio y cura eficaz de la diabetes y otras enfermedades.

Médico alópata, destacado, con una especialidad en homeopatía y médico naturista por convicción de una nueva esperanza al proporcionar la cura de esta enfermedad a través de terapias, medicamentos y principalmente alimentos, sí, por medio de una adecuada alimentación el doctor Abel Cruz enseña cómo evitar y curar la temida diabetes.

Por otra parte en mi experiencia personal, al convivir con él en su programa radiofónico que con gran éxito mantiene día a día y a través de los testimonios de pacientes curados de ésta y otras enfermedades en muchas ocasiones crónicas y traumáticas. Y al igual que en su consultorio puedo decir, con satisfacción que he vivido momentos, para él invaluables por la satisfacción profesional y humana que encierra la recuperación y salud de cada uno de sus pacientes.

Por lo anterior me es grato recomendar a ustedes ampliamente este libro y agradecerle al autor del mismo, el doctor Abel Cruz el permitirme dirigirles mi opinión sobre esta obra que con cariño y gran dedicación realizó y que seguramente aportará múltiples beneficios a la sociedad cada vez más enferma en la que vivimos.

Reitero a todos ustedes y al autor de esta gran obra, el doctor Abel Cruz, mi profunda admiración, respeto y especial afecto por él, así como mis más sinceros deseos de que su carrera como Médico naturista siga ascendiendo, en virtud de su capacidad, profesionalismo y loable labor como médico en pro de la salud de la humanidad.

Lic. Ana Miriam Villalpando Leyva

DIABETES

Es la manifestación clínica de un trastorno del metabolismo intermedio que se caracteriza por su evolución a la cronicidad; es de causas múltiples, por lo consiguiente las características de presentación son variables, lo cual va a tener grandes repercusiones en las esferas psicológicas y sociales en lo que se refiere al enfermo, pero también en cuanto a sus familiares.

En la actualidad, la diabetes es considerada uno de los principales problemas de salud pública por su elevado número de enfermos, así como el de muertes que provoca.

Podemos afirmar que esta enfermedad es un síndrome (conjunto de signos y síntomas) que causa un trastorno en el metabolismo provocado por una elevación de la glucosa en sangre, debido principalmente a dos causas: a) una deficiencia en la secreción de insulina y b) a un trastorno biológico en ésta que le impide realizar su función correctamente.

Encontramos que en la actualidad la *diabetes mellitus* no se refiere a una sola enfermedad sino a una familia de síndromes que tienen como común denominador la elevación del azúcar y el trastorno metabólico mencionado.

La insulina es producida en los islotes pancreáticos de Langerhans. Ésta se sintetiza en las células *beta* del páncreas y es enviada a la circulación por estímulos definidos. Cuando llega a los tejidos se une a receptores específicos que están unidos a un efector de la célula, el cual activa a un segundo mensajero que estimula las vías enzimáticas e inicia en sí el funcionar característico de la insulina.

PRINCIPALES CAUSAS
DE LA DIABETES

Herencia

Se ha comprobado que esta enfermedad tiene una predisposición familiar, pues casi siempre encontramos antecedentes diabéticos en los pacientes que la padecen. Por ejemplo, en Estados Unidos hay grupos que están más expuestos a ella, como es el caso de los indios Pima, ya que hasta un 35% de su población sufre sobre todo la diabetes mellitus; esto sólo por mencionar un ejemplo. Se ha visto que casi siempre cuando uno de los padres tiene esta enfermedad, sus descendientes corren el riesgo de padecerla en un 40% y cuando son ambos será hasta un 80%, esto aumentará o disminuirá de acuerdo a las características de vida del paciente.

Factores ambientales

a) Obesidad: Es uno de los principales disparadores de esta enfermedad, ya que la encontramos presente hasta en un 90% de los casos. Estadísticamente se ha comprobado que la diabetes es más común en obesos que entre personas que conservan un peso adecuado, que en épocas de hambrunas (guerras, etcétera), ha disminuido de manera considerable su aparición. En los obesos la sensibilidad en el tejido graso, músculo e hígado a la insulina está disminui-

da. Además de predisponer a los pacientes a padecer esta enfermedad, y de ser, como ya lo mencioné, disparador de ésta, es por sí sola un efectivo elemento para desencadenar complicaciones que la agravan y que en muchos casos acarrean la muerte del paciente.

b) Edad: Es un hecho que la tolerancia a la glucosa disminuye con la edad y la frecuencia de aparición aumenta conforme aquélla avanza, sin conocer a la fecha la razón.

c) Exceso de alimentos: Se ha comprobado que la distribución de la diabetes está condicionada a los hábitos dietéticos de la población, se ha visto que cuando la población consume una gran cantidad de alimentos ricos en harinas refinadas, azúcares refinados, alcohol, carne, alimentos procesados, enlatados, refrescos, etc., es decir la dieta tradicional rica en comestibles que engordan, lógicamente los índices de diabéticos aumentan.

d) Stress: Esta enfermedad se ha visto que puede ser precipitada por estados de ansiedad y stress por la vida agitada, cirugía, infecciones, etcétera.

Durante estos periodos de stress hay mayor secreción de cuatro hormonas: *glucagon, catecolaminas, glucocorticoides* y *hormona del crecimiento.* Éstas estimulan la utilización de las grasas almacenadas en lugar de la tomada por vía oral produciendo gran cantidad de desechos y complicaciones (por ejemplo arterioesclerosis, por mencionar alguna), lo que va a conducir a la liberación de ácidos grasos los cuales interfieren con la respuesta de los tejidos a la insulina circulante.

e) Infecciones virales: Principalmente los virus de la parotiditis, el de la rubeola, el cocsakie y el virus de la encefalomiocarditis, el cual se ha encontrado con frecuencia, por lo que se le deberá de estudiar con sumo cuidado.

f) Medicamentos que disminuyen la tolerancia a la glucosa: Dentro de los más importantes están: glucocorticoides, diuréticos (principalmente las tiacidas), fenitoinas, anticonceptivos orales, ácido nicotínico, fenotiacinas, aspirina, agentes citotóxicos empleados en casos cancerígenos, tranquilizantes, etcétera.

g) Hormonales:

Hipoinsulinénico: Hiperactividad

endocrina

Hipoactividad: hipoparatiroidismo

deficiencia hipofiaria

lesiones hipotalamias

Hiperinsulinémicas: (resistencia a la insulina)

Hiperactividad: glucocorticoides, progestina, estrógenos, hormona del crecimiento, acromegalia, glucagon.

Hipoactividad: defíciencia de hormona de crecimiento

Enfermedad pancreática

a) Neonatal

* ausencia congénita de islotes del páncreas
* inmadurez funcional de secreción de insulina
* diabetes transitoria de recién nacido

b) Posinfancia

* adquirida, traumática, infecciones, tóxicas, neoplásicas
* hereditaria: fibrosis quística, hemocromnatosis

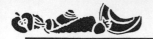

Alteraciones en receptores de insulina

a) Defecto en los receptores de insulina:

* ⁎ lipodistrofia congénita
* ⁎ asociada con virilización, acantosis nígricans

b) Anticuerpos a receptor de insulina

* ⁎ asociado a alteraciones inmunes

Otras causas:

a) errores innatos del metabolismo

b) síndrome de resistencia a la insulina

c) alteraciones neuromusculares hereditarias

d) síndrome progeroide

e) síndrome con intolerancia a la glucosa secundaria a obesidad

f) alteraciones sicogéneticas como: síndrome de Down,
síndrome de Turner, síndrome de Klinefelter

Diabetes mellitus por envejecimiento

Fisiopatología (mecanismo de presentación)

El efecto básico de la diabetes mellitus es la disminución
de acción de la insulina, secundaria a una disminución de
la secreción de ésta o a la insensibilidad de los tejidos a sus
efectos, siendo en consecuencia la misma.

El primer efecto de esta alteración es una elevación de la
glucosa en sangre debida a una disminución de captación de
la glucosa circulante en sangre y a una mayor gluconeogénesis
hepática (utilización de la grasa almacenada en hígado como

13

fuente de energía); así encontramos que cuando los niveles de glucosa en sangre exceden de 180 mg/100 ml aparece eliminación de glucosa por orina, lo cual da por resultado que el paciente deshidrate y orine mucho, lo que le ocasionará sed intensa (poliuria y polidipsia respectiva).

Por otro lado el organismo utiliza todo lo que tiene a su alcance para su nutrición y comienza por el músculo, lo emplea como alimento (proteólisis) provocando una disminución de la masa muscular, apareciendo otro síntoma característico de esta enfermedad; mucha hambre (polifagia).

Al haber una gran circulación de glucosa (azúcar) en todo el organismo, es muy frecuente que se presenten infecciones a todos los niveles de nuestra economía, sobre todo de tipo bacteriano, todo lo anterior va a provocar alteraciones en el funcionamiento de nuestro sistema de defensa, lo que propiciará complicaciones que más adelante mencionaré.

Dentro de la historia natural de la enfermedad encontramos que su aparición está directamente relacionada con factores genéticos y puede comenzar desde el momento en que se inicia la gestación; va progresando y afianzándose conforme se desarrolla el individuo. Así encontramos a los llamados sujetos de alto riesgo que son aquellos nacidos de padres diabéticos, los cuales van a tener anormalidades en su tolerancia a la glucosa en situaciones de stress (diabetes\ subclínica) o espontáneamente (diabetes latente). Así, los pacientes con glucosa elevada, eliminación de glucosa en orina (glucosuria), alteraciones en su tolerancia a la glucosa y otros hallazgos físicos, los podremos clasificar en el cuadro de diabetes mellitus clínica; posteriormente las afecciones oculares, cardiacas, renales y del sistema nervioso, finalmente los llevan a la muerte.

Prediabetes **** diabetes subclínica *** diabetes latente *** diabetes clínica *** muerte.

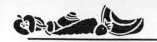

Para finalizar esta sección mencionaré de manera especial por sus efectos antidiabéticos a tres vegetales que se han descubierto, no sólo en la medicina naturista, sino en todas y no tomado en cuenta por la cultura del pueblo, sino en estudios serios hechos por instituciones oficiales que han corroborado los efectos antidiabéticos de estos vegetales: *sábila, nopal* y el *xoconostle,* aunque muchos médicos no los recomiendan abiertamente para no exponerse a las críticas acervas de sus propios compañeros, han obtenido resultados sorprendentes, pues cuando han acudido pacientes míos a consulta y me refieren estas recetas mencionan que los médicos se las indican con cierta vergüenza, pero aún así los resultados son muy positivos, desgraciadamente no indican una alimentación adecuada y por lo tanto los efectos de estos remedios son pasajeros y el médico considera que son ineficaces eliminándolos, pero si fueran acompañados de la alimentación correcta se sorprenderían como nosotros de la evolución de estos pacientes.

Quiero hacer patente, que lo anterior es lo mínimo de lo que se podría escribir sobre el tema y corresponde a ustedes investigar más para dar una alimentación adecuada a los diabéticos y eliminar esta enfermedad que desgraciadamente está llevando a más personas en primer lugar a padecerla y en segundo a una muerte lenta y dolorosa, pero si le damos la importancia que tiene, si la estudiamos a fondo, si aprendemos a respetarla, veremos que es fácil vencerla, pues nada es más eficaz para derrotar a cualquier enemigo que el conocer sus cualidades, defectos y puntos débiles, así eliminaremos de la faz de la Tierra este mal no sólo de este siglo sino de muchos otros y será únicamente historia pasada de dolor y tristeza.

Adelante pues, estudiémosla, derrotémosla y veremos la vida de una manera limpia y positiva, sobre todo aprenderemos a valorarnos y querernos mucho y a ser mejores, mejores, mejores y mejores.

TESTIMONIO

Enrique "N"

Es un paciente campesino de 38 años de edad, acudió a mi consultorio por presentar cansancio excesivo, dolores de cabeza constantes, mucha sed, mucha hambre, orinaba mucho, tenía siempre un humor pésimo, veía su vida muy triste y se deprimía pensando que ya no tenía sentido. Estaba bajo tratamiento médico, pero los resultados eran negativos, pues los niveles de glucosa no bajaban de 380; se le administraban medicamentos antidiabéticos orales y Enrique se sentía al borde de la desesperación, incluso cuando se le explicó su tratamiento me decía que ya para qué lo hacíamos sufrir, que era muy difícil el tratamiento y además sus posibilidades económicas eran muy escasas, pero con el apoyo de su esposa lo llevó a cabo y a los dos meses los niveles estaban en 180 y a la segunda receta los niveles disminuyeron a 86 mg. por dilusión.

El paciente nos refería que al principio del tratamiento tenía diarrea, cólicos, y estaba obeso, a los dos meses había disminuido aproximadamente 15 kg. y sus trabajos los hace de manera más activa, nos refiere que carga bultos de aproximadamente 40 kg. a una distancia de 200 mts. durante aproximadamente 2 horas, y sólo sufre el cansancio natural de la tarea.

Los estados de ánimo de los pacientes en muchas ocasiones sufren variantes pero en el caso de Enrique el tratamiento y su recuperación fueron sensacionales, los vegetales crudos cumplieron su parte y con la voluntad del paciente se formó una mancuerna extraordinaria para su curación. Su caso fue presentado en XEDF 970 y lo que más me gustó fue que a pesar de no haber estudiado más de tercer año de primaria se expresó con una claridad y una elocuencia tal que hasta a mí me convenció de los tratamientos naturistas y que me debía de esforzar mucho más para cumplir con mi tarea como médico. Dios lo bendiga don Enrique por esa lección de humildad y disciplina que nos dio.

CLASIFICACIÓN
DE LA DIABETES

Tradicionalmente los diabéticos se dividen en dos grupos principales: Los *insulinodependientes* (Tipo I) y los *no insulinodependientes* (Tipo II).

Aunque esta clasificación no sea del todo utilitaria nos ayuda a entender un poco esta enfermedad, lo más importante en cuanto a su clasificación es el comprender sus características, ya que cuando se hace un diagnóstico temprano, el tratamiento es más sencillo y las complicaciones son menores. La diabetes es una enfermedad que destruye al organismo de una manera silenciosa y muy rápida, la cual evitaremos con un diagnóstico temprano. Ese es el principal objetivo de mi libro sobre la curación natural de la diabetes.

Ocasionalmente encontramos pacientes insulinodependientes (necesitan de insulina para vivir) relativamente estables y pacientes ancianos no insulinodependientes inestables, ya que lo habitual es lo contrario. Y como ya lo mencioné, son más comunes las complicaciones en pacientes jóvenes que en los adultos; generalmente los diabéticos jóvenes son delgados, en tanto los diabéticos de mayor edad son obesos.

A continuación haré un cuadro esquemático de la enfermedad y una pequeña introducción de las principales características de cada uno de los diferentes tipos de diabético (de acuerdo a si padece de diabetes Tipo I o II u otras).

NORMAL

1. ALTERADA	D.M. QUÍMICA	diabetes asintomática D.M. Química D.M. Subclínica
2. POTENCIAL	PREDIABETES	hijos de ambos padres diabéticos pacientes con carga genética unilateral importante
3. PREVIA	LATENTE	Diabetes latente Pacientes que en alguna época de su vida presentaron niveles de glucosa altos

ACTUAL

DIABETES
MELLITUS ACTUAL

DIABETES MELLITUS

TIPO I	TIPO II	TIPO III	GESTACIONAL
– insulino dependiente – juvenil (generalmente antes de los 40 años) – diabetes labil – Tendencia a la cetosis – Insulinopenia – Presencia elevada de anticuerpos	no insulinodependiente – diabetes adulta –diabetes adulta – diabetes estable – tolerancia a la glucosa – que mejora con la pérdida de peso suele presentarse después de la 4a. década – factor hereditario autosomico dominante – Existen 2 dubdivisiones Obesos – No obesos	Enf. pancreática – pancreatectomía pacreatitis, Ca.) – Hornomal: h. del – crecimiento, toroxina – glucocorticoides – Inducida por drogas o compuestos químicos: tiazidas, üifenilhidantoinato aloxana, estreptotozin – Anormalidad en el receptor de insulina: lipodistrofiacongenita acantosis nigricans – Anticuerpos al receptor de insulina – Síndromes genéticos: dawn, kline, felter, etc. – Otros: diabetes asociadas a poblaciones mal nutridas. – D.M. por envejecimiento.	Diab. M. Transitorio del embarazo – Diab. Mell topo Iceber

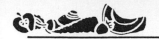

CUADRO CLÍNICO

El cuadro clínico de un diabético no insulinodependiente y sobre todo en pacientes cuyo inicio fue en la vida adulta puede incluso llegar a ser asintomático, es decir no tener ninguna sintomatología y el diagnóstico puede llegar a realizarse de manera fortuita, por ejemplo, en los pacientes en los que hay predisposición a la arterioesclerosis prematura es frecuente encontrar que su padecimiento de fondo es precisamente la diabetes; en pacientes jóvenes que sufren infartos al corazón y que además tienen padecimientos circulatorios crónicos y ocasionalmente dolores en piernas y calambres en las mismas, pueden ser las primeras manifestaciones de una enfermedad diabética. Pero pensemos que tenemos a un paciente con los síntomas clásicos de un diabético lo describiríamos de la siguiente manera:

Las primeras manifestaciones de este padecimiento pueden presentarse de manera gradual, éstas por lo regular no son características y pueden consistir en síntomas poco claros como los siguientes: infecciones frecuentes en piel, comezón o prurito, infecciones en vagina, inflamaciones en el pene y en las encías combinadas con infecciones, furúnculos en diversas partes del cuerpo, retardo en la cicatrización de las heridas casuales, disminución de fuerza en las piernas, impotencia sexual, disminución de la capacidad orgánica y psíquica: los pacientes fácilmente se deprimen y se sienten muy cansados, bajan de peso y tienen mucha sed, hay mucho dolor de cabeza, dolores en todo su cuerpo (ataques multineuríticos), el apetito es muy grande y a pesar de esto los pacientes bajan de peso, el apetito se torna voraz (polifagia), la sed es un síntoma penoso y a veces constituye la principal molestia del paciente (polidipsia); el número de veces que orina al día es muy elevado e incluso por la noche (poliuria y nicturia), a grandes rasgos estos serían los principales síntomas de un diabético en sus inicios, pero existen otros síntomas por órganos que serían los siguientes:

Aparato digestivo:

* lengua seca, resquebrajada y saburrosa (blanca)

* la saliva es ácida, las encías están a menudo inflamadas o relajadas con propensión a infecciones y hemorragias

* los dientes se carean fácilmente, hay piorrea o se aflojan

* en ocasiones diarreas frecuentes o eliminación de grandes cantidades de grasa por excremento

Hígado y vías biliares:

* hepatitis ictérica

* cirrosis hepática

* hígado graso

* colecistitis y litiasis vesicular, inflamación y cálculos, son frecuentes en los diabéticos.

Aparato circulatorio:

Se enuncian las lesiones vasculares del diabético:

1. **Angiopatía diabética:** Es un conjunto de síntomas y signos de la diabetes que se presentan de manera tardía y que lesiona los capilares por los depósitos de colágena y mucoproteínas en el interior de los vasos, dismi-

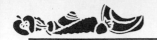

nuye su diámetro interno provocando rupturas y hemorragias a muchos niveles; los lugares más afectados por esta complicación de la diabetes son principalmente riñón, retina, sistema nervioso y piel. Resulta muy peligrosa pues se han llegado a encontrar estas lesiones desde etapas muy tempranas de la enfermedad.

2. *Arterioesclerosis:* Ya es muy común entre la población, sobre todo la de los países que consumen una gran cantidad de grasas animales, llegando a encontrarse hasta en un 60 a 70% de los diabéticos, por poner un ejemplo, en Estados Unidos, Alemania, Suecia, etcétera. Se presentan complicaciones de esta enfermedad en corazón, angorpectoris o infarto, sobre todo en mujeres.

3. *Hipertensión arterial:* Es más común en enfermos diabéticos sobre todo después de los 45 años.

4. *Gangrena diabética:* Había disminuido su presentación pero desgraciadamente ha ido aumentando nuevamente por los pésimos hábitos alimenticios.

Aparato respiratorio:

Las enfermedades más comunes que complican al enfermo diabético son: (sobre todo en enfermos obesos)

* faringo-rinosinusitis: enfermedades de las vías respiratorias

* bronquitis crónica

* enfisema pulmonar

Aparato urogenital:

Los síntomas más frecuentes son:

* infecciones crónicas que se agudizan fácilmente en vías urinarias, con cuadros de glomerulonefritis y pielonefritis crónica que finalmente llevan al enfermo a una insuficiencia renal crónica

* disminución o impotencia sexual

* en las mujeres prurito vulvar o comezón, infecciones frecuentes en área vaginal (vulvovaginitis)

Piel:

* prurito o comezón intensa que hace que el paciente se rasque mucho y se infecte fácilmente las heridas que produce el mismo

* furúnculos, antrax

* piel seca y con poco sudor

* las heridas se infectan continuamente y tardan en cicatrizar

Ojo:

* hemorragias

* cataratas

* disminución de la visión

* infecciones frecuentes (conjuntivitis)

* ceguera

* retinopatía diabética, ésta se presenta a una edad media aproximada de 55 años y que finalmente puede llevar al diabético una ceguera total

Sistema nervioso:

* neuralgias. son frecuentes y se localizan principalmente a nivel del nervio trigémino, crurales e intercostales, siendo no rara la ciática bilateral

* alteraciones en la sensibilidad de todo el cuerpo

* pie quemante o ardor de la planta de los pies

* abolición de la sensibilidad vibratoria

* se puede presentar neuropatía diabética aun cuando el paciente diabético esté controlado y sobre todo después de una situación de stress

* dolores de huesos con destrucción de tejido óseo y articulaciones por una disminución de riego sanguíneo sobre todo en tobillo, dedos y rodilla

* úlceras diabéticas neurotróficas: Son callos que a la larga forman verdaderas úlceras que van ampliándose, al principio no son dolorosas pero al final sí

* la temperatura suele ser normal al inicio de la enfermedad, pero al final el paciente se torna febril, sobre todo por las infecciones de las que son fácil presa los diabéticos.

Sangre:

* elevación de la glucosa en sangre (hiperglicemia) constante. Las cifras normales varían de acuerdo a los reactivos utilizados por los laboratorios entre 70 a 110 o de 80 a 120 aproximadamente. Como dato histórico mencionaremos que la cifra más alta registrada en pacientes que se han podido salvar fue de 2060 mg.

✳ pueden estar elevadas las cifras de grasas en sangre (hiperlipemia)

Trastornos del metabolismo:

Los principales trastornos del metabolismo en el diabético
son los siguientes:

✳ una deficiente utilización de los hidratos de carbono (azúcares) a nivel células hepáticas y musculares principalmente

✳ por un retraso en la asimilación y aprovechamiento de los hidratos de carbono (azúcares) que van
a provocar una elevación de azúcar (glucosa) en
sangre y también de azúcar en orina (glucosuria),
lo que hace que el paciente experimente mucha
hambre, pero además encontramos que autores
como *Farreras Rozman* (*Medicina Interna*), nos indican que estas eliminaciones de azúcares por orina
son más abundantes cuando se ingieren alimentos
con conservadores o hechos de harinas blancas y
que van a disminuir al consumir harina de avena
levulosa, etcétera, y sobre todo al dejar de consumir carne. Además las recomienda como edulco-
rantes (para endulzar)

✳ se presentan en muchas ocasiones alteraciones en
el metabolismo de las proteínas y las grasas, el
cual si no se efectúa produce una gran cantidad de
cuerpos cetónicos y ocasiona una elevación de la
cantidad de caseína, se ha visto que disminuye
cuando se toman proteínas lo cual también es
recomendado por la medicina alópata

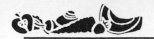

Complicaciones de la diabetes mellitus

Retinopatía diabética: Es importante señalar que la ceguera se presenta en aproximadamente 25% de los casos en diabéticos y sobre todo en los diabéticos de tipo insulino-dependientes o juveniles por la utilización de insulina, pero sobre todo el empleo de ésta ha ocasionado que la sobrevida sea más larga y por consiguiente la aparición de complicaciones muy común.

* cataratas

* ceguera absoluta

* conjuntivitis y derrames conjuntivales crónicos

* formación de redes de vasos que disminuyen la visión

* glaucoma

Nefropatía diabética (daño renal): Las principales enfermedades que se presentan con más frecuencia en los diabéticos es la glomeruloesclerosis y la nefrosis tubular, otros son la pielnefritis, arterioesclerosis, papilitis necrosante, necrosis tubular aguda, toxemia gravídica y otras muchas complicaciones que desgraciadamente en la mayoría de las veces llevan al paciente diabético a caer en el peor de los tormentos que es la **insuficiencia renal crónica** casi siempre mortal.

Neuropatía diabética: Este es un cuadro de mucha importancia ya que explica la mayor parte de los síntomas que refieren los diabéticos a nivel de todo el organismo, por lo que se divide en dos partes sólo se presenta uno; neuropatía periférica por su localización.

25

Neuropatía periférica: Esta va a lesionar principalmente terminaciones nerviosas de grupos musculares, esta complicación se puede presentar en cualquier tipo de diabetes, pero es más aguda en las diabetes que fácilmente se descompensan como es el caso de las insulinodependientes. La sintomatología va a variar de acuerdo al dolor en el sitio que estén dañando, puede ser un solo vaso localizado y el dolor ser aislado o lesionar grandes vasos y extensiones y dar la sintomatología florida de dolor y calambres que sufren muchos diabéticos, los cuales podemos sintetizar así:

a) síntomas de dolor, disminución de la sensibilidad, calambres, frialdad, etc., en ambas extremidades, insensibilidad de las mismas, así como disminución de la fuerza y agotamiento extremo de éstas

b) hay una intensificación nocturna de los síntomas

c) asociación de depresión y falta de hambre

d) ausencia de reflejos tendinosos profundos

e) neuritis intensa

Los síntomas más frecuentes son dolores ardorosos y como si le enterraran agujas al paciente, se refiere como una quemadura intensa en la piel y que es localizada, sobre todo en la planta del pie, pero podemos encontrarla en cualquier área de nuestras extremidades y sobre todo los síntomas aumentarán en los periodos en que aumenta o disminuye la glucosa en sangre. El pronóstico de ésta es variable e impredecible.

Resumiendo se hará un cuadro sinóptico de las complicaciones de la diabetes

Complicaciones agudas

* ✳ infecciones
* ✳ cetoacidosis
* ✳ coma hiperosmolar sin cetosis
* ✳ acidosis láctica

Complicaciones crónicas oculares

* ✳ cataratas
* ✳ retinopatías
* ✳ ceguera

Cardiovasculares

* ✳ infarto al miocardio
* ✳ arterioesclerosis (generalizada)
* ✳ enfermedad vascular periférica
* ✳ hipertensión

Renales

* ✳ Glomeruloesclerosis nodular o difusa
* ✳ pielonefritis
* ✳ papilitis necrosante

❋ infecciones urinarias frecuentes

❋ insuficiencia renal crónica

Neurológicas

❋ neuropatía periférica

❋ disfunción autonómica

❋ lesiones de pares craneales

❋ amiotrofia

Cutáneas

❋ dermopatía diabética

❋ necobiosis lipoídica de los diabéticos

Metabólica

❋ hiperlipoproteinemia

Todo lo anterior solamente es por mencionar las principales complicaciones de los diabéticos, pero como dije en un principio encontramos que es un síndrome, es decir, un conjunto de síntomas de una gran variedad de enfermedades que se presentan asociadas y que van a lesionar de manera permanente la salud del paciente que la padece, por lo consiguiente debemos, en primer lugar, evitar que aparezca llevando una alimentación que la prevenga (medicina preventiva) y en segundo lugar, la medicina ya propiamente curativa utilizando los medios adecuados de alimentación y medicación natural, los cuales no solamente tienen por función disminuir las cantidades de glucosa en sangre, sino estimular el funcionamiento de todas las células de nuestro organismo, no sólo del páncreas, lo que vamos a obtener llevando una vida de salud en todos los aspectos, cuestión que más adelante vamos a mencionar.

TESTIMONIO

Sra. Juanita "N"

Es una paciente de 24 años, con diabetes insulinodependiente y esterilidad en tratamiento de 25 U. de insulina. Su esposo llegó a mi consultorio desesperado por la enfermedad de su esposa y pidiéndome que le dijera realmente si tenía o no curación, pues ya había consultado a varios médicos especialistas y todos le habían hecho el mismo diagnóstico. Esta enfermedad requería tratamiento insulínico de por vida, le contesté que su enfermedad tenía solución, pero que era esencial la fe, las ganas de hacerlo y sobre todo la disciplina en el tratamiento. Pensé que no lo iban a seguir, pero al cabo del mes regresaron a mi consultorio con la feliz noticia de que Juanita ya no se aplicaba insulina, los síntomas de cansancio, mal humor, debilidad, mal estado general, habían desaparecido y la dieta a base de vegetales crudos, frutas y sobre todo la constancia habían dado resultado.

El tratamiento a base de chancarro, tronadora, prodigiosa, sus complementos con proteínas, algas y otros dieron un excelente resultado, la terapia a base de barro, agua y sol fueron indispensables en el proceso de la enfermedad y en su erradicación.

Los tratamientos con agua fría y caliente resultaron altamente benéficos, el páncreas comenzó a funcionar de manera adecuada y la insulina ya no fue necesaria en el tratamiento de la paciente.

Esta paciente fue a dar su testimonio a mi programa dominical de XEDF 970 y créanme que fue hermoso ver a una pareja unida por el amor y reafirmada por la salud, agradecer a Dios por haberles permitido recuperar salud y felicidad.

El tratamiento naturista jugó un papel fundamental en la curación de la enfermedad, en la actualidad esta paciente lleva una vida normal sin insulina y solamente toma su medicación natural (alimentos) como algo preciso para conservar la salud.

TRATAMIENTO DE LA DIABETES

TRATAMIENTO NATURISTA
DE LA *DIABETES MELLITUS*

Existe en la actualidad la creencia de que esta enfermedad es incurable, porque equivocadamente entendemos por curación al tratamiento de enfermos que ya se encuentran con una sintomatología franca con complicaciones, pero si evitamos que la enfermedad se presente, entonces sí estaremos hablando de curación. Afortunadamente esto no es general en todos los casos de diabetes.

Sin embargo, más que a este tipo de pacientes, deberíamos de referirnos a pacientes que están en riesgo de padecer la enfermedad a los cuales se les debe prestar igual o más atención, ya que evitaremos en primer lugar que se presente, en segundo lugar, que no se les herede a sus hijos y por último, que no tengan enfermedades agregadas que muy comúnmente se presentan.

Existen dos tipos de diabéticos, de acuerdo a las características de estos enfermos será el tratamiento a seguir, el cual siempre deberá ser administrado por un médico, pues en caso contrario existe el riesgo de causar más mal que beneficio, pues si pacientes con esta enfermedad son tratados con medicamentos antidiabéticos orales o insulina, el no saber cuándo y en qué circunstancias retirarlos puede traer complicaciones fatales.

Para comenzar el tratamiento de la diabetes, debemos por obligación mencionar la frase del profesor W. Hadorn: *"...todo diabético debería de convertirse en un diabetólogo en miniatura...",* lo que sería verdaderamente esencial en el padecimiento de cualquier enfermedad, no sólo en diabetes, ya que una concientización de la misma, nos ayudaría a combatirla más eficazmente y erradicarla de tajo.

La diabetes es una enfermedad cuyo diagnóstico es cada vez más frecuente pero es muy difícil averiguar sus inicios, pues no se le descubre sino hasta que llega a estados avanzados, o este diagnóstico muchas veces es circunstancial, al someterse al paciente a exámenes de laboratorio por otras causas.

En el tratamiento de la diabetes es necesario considerarla, la más de las veces, como una enfermedad provocada por una mala nutrición, y por otra parte, como una enfermedad crónica.

Para establecer el tratamiento del diabético, vamos a dividir en seis secciones este libro:

I. IMPORTANCIA DE LA ALIMENTACIÓN ACTUAL EN LA PREDISPOSICIÓN Y DESARROLLO DE LA DIABETES

II. PRINCIPALES ALIMENTOS PREVENTIVOS Y CURATIVOS DE LA DIABETES

III. PLANTAS MEDICINALES EMPLEADAS EN LA CURA DE LA DIABETES

IV. TERAPIAS ESPECÍFICAS DE TRATAMIENTO DE LA DIABETES

V. TRATAMIENTO DE LAS COMPLICACIONES DE LA DIABETES

VI. CONSIDERACIONES GENERALES

IMPORTANCIA DE LA ALIMENTACIÓN ACTUAL EN LA PREDISPOSICIÓN Y DESARROLLO DE LA DIABETES

Nuestro organismo, para poder desempeñar sus funciones correctamente, requiere de proteínas, carbohidratos, grasas, vitaminas, minerales y enzimas, las cuales siempre se deben consumir en la cantidad y proporción adecuadas.

En la actualidad, debido al tipo de alimentación que la gran mayoría consume, no existe el balance adecuado por lo que el organismo se predispone a desarrollar enfermedades a las que es sensible por herencia y por algunos otros factores.

En nuestro país, la diabetes es la tercera causa de muerte, después de enfermedades cardiovasculares y el cáncer.

Reiterando: se ha encontrado que la elevación en el número de muertes, va relacionado con la alimentación que se lleve. Esto, principalmente en los llamados "países desarrollados" (aunque también en los del llamado "Tercer Mundo", porque están invadidos de "alimentación chatarra"), ya que la alimentación de éstos es muy alta en calorías (diferentes a los carbohidratos). Asimismo, encontramos que se consumen alimentos refinados que provocan obesidad, semilla de la diabetes; se consumen harinas blancas, que sólo engordan y no nutren, pues el verdadero alimento de los granos está contenido en su matriz y en la cáscara; se consume una gran cantidad de café que es un estimulante del organismo, pero que lesiona al riñón y provoca alteraciones nerviosas que irritan sobremanera a los diabéticos, y asociadas a las harinas blancas, darán por resultado estreñimiento, otro de los azotes de este siglo. El consumir una gran cantidad de alimentos con conservadores provoca alteraciones en el gusto y paladar, pero también tienen efectos directos sobre la glucemia (cantidad de glucosa en sangre), elevándola en muchas ocasiones y alterando el efecto de los medicamentos antidiabéticos.

Existe además entre la mayoría, una confusión entre calorías y carbohidratos. Estos últimos son esenciales para la vida, en tanto las calorías suben de peso al paciente haciéndolo más sensible a las enfermedades.

A este respecto, desafortunadamente el consumo de calorías está excedido en 60% y 30% el consumo de sal, de acuerdo a estudios realizados por el Instituto Médico Jhon Hopkins, encontrándose también que se predispone a los niños a la diabetes, hipertensión y otros padecimientos. En otro estudio realizado por la Universidad de Chicago, se encontró que los niños acostumbrados al consumo de azúcar en sus alimentos, mostraron tendencia a la obesidad y elevación de la glucosa en la sangre, estas dos anomalías persistían posteriormente.

Otro vicio que está muy arraigado es el consumo excesivo de alcohol, lo cual produce descargas del páncreas, provocando procesos inflamatorios en éste, además en el alcohólico: desnutrición, colitis, alteraciones mentales (ya que se ha comprobado que el alcohol provoca la destrucción de células cerebrales), a nivel hepático aumenta la secreción de esta glándula para una adecuada digestión del alcohol, que sólo aporta calorías y provoca obesidad. Todo esto es sólo por mencionar algunos de los efectos del alcohol en el organismo.

Sin embargo, a nivel de prediabético o de diabéticos, el consumir alcohol es definitivamente criminal, ya que además de lo anterior hace que los niveles de glucosa en sangre suban en forma alarmante y dañen el riñón, provocando las lesiones crónicas que ya hemos descrito.

El consumo excesivo de azúcar es totalmente dañino para nuestro organismo. Shakespeare menciona en su obra "Hamlet" "*...Todo aquello que sabe dulce, suele ser amargo al digerirlo...*" y esto, aplicado a la digestión de los azúcares refinados es una gran verdad, ya que lesionan al estómago, vesícula, páncreas, etcétera, predisponiendo al organismo a padecer enfermedades.

Otro importante factor que por desgracia casi nunca es tomado en cuenta por los médicos, es el de recomendar a sus pacientes tener un horario de alimentación, darse el tiempo para la misma. La gran mayoría come fuera de sus hogares y muchas veces por comodidad, consumen lo primero que encuentran a su paso y que suelen ser: refrescos, dulces, alimentación "chatarra", pan blanco, carnes, chocolates, cervezas, postres, tortillas en abundancia o incluso los cocteles de frutas mezcladas inadecuadamente, que se fermentan (casi igual que el alcohol), provocando inflamaciones del abdomen.

La inadecuada alimentación ocasionada por la prisa en la que vivimos, da como resultado funestas enfermedades que primero serán digestivas, pero posteriormente se complicarán con enfermedades crónicas como es el caso de la enfermedad que ahora nos ocupa. Se puede decir lo mismo de zonas menos conflictivas que las grandes ciudades, aunque en provincia no existe el factor tiempo como determinante, pues las distancias son cortas, desgraciadamente en el renglón alimenticio resulta casi lo mismo, pues aun cuando se tiene el tiempo adecuado, los alimentos son iguales por el bombardeo de la publicidad, que recomienda consumir alimentos procesados, llevando a un camino de enfermedad.

Todo lo anterior debe ser tomado en cuenta para el tratamiento de esta enfermedad, ya que no sólo con medicamentos intentaremos curar a los pacientes, pues si hemos dicho que es una enfermedad relacionada directamente con la alimentación, lógicamente debemos considerar los factores mencionados y erradicarlos, con eso obviamente la enfermedad tenderá a desaparecer por sí sola en un alto porcentaje.

Todo esto solamente será posible si rompemos el círculo vicioso de alimentación desordenada y fuera de lo natural, pues de otra manera estaremos alimentando la enfermedad misma y no nuestro cuerpo.

Por todo lo anterior quiero, en este pequeño libro, reiterar en síntesis que la principal fuente de producción de enfermedad y/o salud, es la alimentación y que ésta es el cordón umbilical que mantiene al ser humano físicamente unido a su medio ambiente natural.

Todos los órganos de nuestro cuerpo reciben nutrición, vida y energía de la sangre y ésta lleva los materiales que le sirven a nuestro organismo para crecer, desarrollarse y reproducirse, proporcionándole los elementos de formación y crecimiento de huesos, médula, corazón, riñones, etcétera.

La sangre, elemento de vida humana y animal, se compone de dos características y las adquiere de acuerdo a la alimentación que se tiene, de este equilibrio depende el adecuado o inadecuado estado de salud.

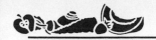
Primera característica: *sangre ácida*

Ésta tiene la función de dar energía al cuerpo, restaurando las deficiencias y necesidades del organismo.

Algunos de los alimentos que hacen que la sangre sea ácida, son: todas las clases de pan, mantequilla, queso, chocolate, galletas, tortillas, gelatina, arroz, trigo, maíz, jitomate, carnes de cualquier tipo (cerdo, pollo, pescado, etcétera), leche, huevo y otros.

Segunda característica: *sangre alcalina*

La función principal de ésta es construir, restaurar y conservar todos los órganos de nuestro cuerpo, operando sobre los sistemas orgánicos como los nervios, glándulas, huesos, médula, piel, etc. protegiendo al cuerpo de enfermedades mediante la destrucción de gérmenes productores de las mismas.

Algunos de los alimentos productores de sangre alcalina son: manzanas, espárragos, plátanos, frijoles, col, zanahoria, coliflor, coco, dátiles, uvas, limones, lechugas, melones, naranjas, cebollas, piñas, papas, calabazas, espinacas, aguacates, duraznos, apio y muchos otros.

La proporción sanguínea en el cuerpo humano debe ser de 70 a 80% de sangre alcalina y de 20 a 30% de sangre ácida, constituyendo una forma de sangre pura.

De acuerdo a este grado de acidez o alcalinidad de la sangre, tendremos salud o enfermedad, ya que esto determina la calidad de nuestras defensas y la calidad de vida que tenemos cada uno de nosotros.

Todo lo anterior tiene un gran significado, pues precisamente para los diabéticos estos grados de acidez o alcalinidad tendrán como resultado los niveles de glucosa en sangre y la llegada de ésta a sus diferentes órganos.

La carne, harinas y azúcares son los "alimentos" más ácidos y a la vez los principales factores de enfermedad, por consiguiente, debemos eliminarlos de nuestra dieta, pues existen muchos alimentos naturales que contienen igual o mayor cantidad de proteínas que ellos. Un filósofo decía que "...el más grave de los pecados de la carne consistía precisamente en comerla..."

En las siguientes páginas describiremos la alimentación adecuada para los diabéticos y además ejercicios, tratamientos con base en plantas y una gama completa de alternativas para que este terrible mal vaya desapareciendo de la faz de la Tierra.

Despido este capítulo con la siguiente frase:

La fórmula de la salud se reduce a una sencilla operación aritmética: sume fibras a sus alimentos y résteles azúcar.

TESTIMONIO

Nayelly "N"

Se trata de una paciente de 11 años de edad, a quien se le diagnosticó Diabetes Juvenil, estuvo internada en una clínica privada, en donde se le administró insulina 15 unidades, a pesar de esto los niveles de glucosa nunca bajaron de 280, fue sacada de esa clínica y llevada directamente a mi consultorio, su mamá y abuela me dijeron que tenían una fe infinita en mí y que si se iba a curar, en ese momento sentí una responsabilidad enorme hacia esta paciente (de hecho todos los médicos creo que sentimos esto hacia nuestros pacientes), pues es una niña delgada y sobre todo tenía una verdadera ansia de vivir. Les expliqué que el tratamiento era muy difícil, que requería de una disciplina absoluta y que la alimentación debía ser llevada correctamente, fue su té de matricaria, chancarro, tronadora, ortiga, prodigiosa, pasiflora, además de su licuado de nopal, xoconostle y sábila, sus ayunos, su geoterapia, hidroterapia, helioterapia, reflexor, etcétera, baños de sangre o lavados de sangre. Con un entusiasmo ferviente fue cumplido por esta pequeña, en dos semanas los niveles de glucosa bajaron a 80 y posteriormente a 72, su mamá disminuyó la insulina y se comunicó por teléfono conmigo alarmada, pues me decía que sus niveles de glucosa en sangre nunca habían bajado de esa manera, y le contesté que era un paciente maravilloso y que le debía eliminar la insulina, así lo hizo. Fue a dar su testimonio a mi programa de XEAI canal 1500 y creánme que nunca me había emocionado tanto como en esa ocasión, pues cuando la mamá estaba hablando la pequeña irrumpió en llanto convulsivo y diciéndome y diciéndole al auditorio que ojalá los familiares de los pacientes diabéticos entendieran que el camino de su curación estaba en ellos mismos, que la fe y disciplina eran esenciales en su tratamiento y que daba gracias a Dios por esa oportunidad que le había brindado.

Actualmente esta pequeña lleva una vida normal, apegándose a una alimentación adecuada no es necesario aplicar ningún medicamento para su enfermedad.

Ojalá casos como éste se repitieran muy seguido, pues como médico se siente la presencia del Señor muy cerca de uno.

PRINCIPALES ALIMENTOS PREVENTIVOS Y CURATIVOS DE LA DIABETES

Dentro de los alimentos vegetales, frutas, jugos, miel, etcétera, existen elementos curativos de esta enfermedad.

Sería muy largo enumerarlos todos; razón por la cual solamente mencionaremos los más importantes y explicaremos los efectos antidiabéticos de algunos de ellos, con el propósito de estimular a mis lectores para hacer una investigación personal de las cualidades de cada alimento que consumimos, para prevenir y curar, no sólo la diabetes, sino cualquier enfermedad, convertirse en el primer "médico" del hogar, y acudir al doctor sólo cuando se requiera verdaderamente, evitando asimismo que su enfermedad tenga complicaciones que son las que hacen la vida del paciente realmente caótica.

La eficacia de la terapéutica alimenticia está por encima de toda duda, por lo que ésta es necesaria. La austeridad constituye una norma fundamental en cualquier tratamiento y los resultados obtenidos son espectaculares en la salud del paciente.

La dieta en los diabéticos debe ser lo más simple posible, de manera que pueda ser dominada por cualquier médico y por el paciente.

Es recomendable distribuir todos los elementos nutritivos en tres partes en el transcurso del día o de acuerdo a las condiciones clínicas del paciente.

Repito, la semilla de la diabetes y la obesidad pueden estar ya presentes en la infancia y ser disparadores de enfermedades hereditarias, sobre todo cuando las madres prefieren dejar la tarea de preparar los alimentos de sus hijos a las grandes compañías alimenticias, en cuyo caso las consecuencias serán desastrosas, así que demos tiempo a la educación alimenticia de nuestros hijos y ahorremos el que tendríamos que emplear cuidando enfermos.

La meta principal de cualquier tratamiento antidiabético deberá ser siempre la estabilización del metabolismo del paciente, tratando de que su nutrición sea la adecuada y sus niveles de azúcar en sangre sean estables.

En términos generales el tratamiento adecuado de la diabetes debe, en primer lugar, disminuir el número total de calorías, conservando el número necesario de carbohidratos. Ahí radicaba el éxito de la dieta del doctor Allen, la que fundamentaba en el bajo contenido de calorías (no de carbohidratos). Quizá, por una falta de información y estudio, no le dieron la importancia real que tenía, por lo que su aplicación en pacientes fue olvidada, y sólo en 1973 el doctor K. W. West inició estudios estadísticos que confirmaron la teoría del doctor Allen.

Considerando lo anterior, en Japón y en algunos países de Oriente se controlan y evitan las complicaciones de la diabetes, empleando dietas ricas en carbohidratos y bajas en calorías (incluso éstas contienen el doble de carbohidratos que las dietas de países occidentales), pero con la diferencia de que sólo contienen una mínima parte de grasas.

También en varios hospitales de la India toleran los diabéticos dietas que contienen hasta un 65% de las calorías necesarias a partir de carbohidratos.

En China controlan la hipertensión en los diabéticos recetándoles dietas ricas en arroz, y aunque elevan el con-

tenido de carbohidratos hasta en un 70%, los pacientes no requieren insulina o antidiabéticos adicionales en sus tratamientos.

Una gran cantidad de diabéticos desarrollan problemas de arterioesclerosis, con el simple hecho de retirar las grasas animales, se ha prevenido y en muchos casos corregido este mal, que por desgracia llega a provocar amputaciones al ocasionar gangrena en algunos pacientes. Esta medida se acompaña de un incremento de los nutrientes que tienen acción sobre el metabolismo de las grasas y el colesterol, como son, por ejemplo: complejo B, lecitina, vitamina E y magnesio; así como una serie de enzimas, que bloquean el exceso de grasas, dificultándoles su acción, con lo que el paciente logra una evolución formidable.

En el tratamiento de la diabetes no es posible una terapia que conduzca al éxito, si el médico y el paciente no forman un equipo.

En el inicio de este pequeño libro de diabetes hemos aclarado que hay diferencia entre la diabetes pancreática, en la que hay una carencia de insulina, y la diabetes grasa, en la que la insulina sigue siendo secretada durante largo tiempo y la obesidad desempeña un papel importantísimo.

También se ha mencionado que en estas dos formas clínicas de enfermedad, los tratamientos asimismo, tenderán a ser diferentes.

Así, conviene distinguir el tratamiento de la diabetes juvenil consuntiva o pancreática de la diabetes mellitus propiamente dicha.

A este respecto, se pensaría que el tratamiento de la diabetes juvenil sería completo con la administración de insulina, restableciendo las condiciones fisiológicas y disminuyendo la glucosa en sangre y orina, pero desgraciadamente no es tan fácil, pues esto choca con una dificultad práctica capital, pues en el caso de la insulina que produce nuestro organismo, lo hace como respuesta a la presencia de alimentos y, de una manera maravillosa, genera sólo la cantidad necesaria. Sin embargo, cuando se trata de insulina extensa (la cual se obtiene a partir de la insulina extraída del páncreas de buey, caballo o cerdo), ya no está regulada por el mecanismo fisiológico de la insulina propia, sino por los de absorción subcutánea del organismo. Así, la acción para disminuir el azúcar (glucosa) sanguínea, se produce después de la inyección subcutánea de insulina. Por una curva de duración la depresión externa y área variarán por múltiples causas, según el tipo de insulina que se emplee y sus dosis, y en función de las condiciones biológicas óptimas.

Ahora bien, si queremos aproximar el resultado fisiológico adecuado de la insulina, siempre se deberá tener en cuenta la alimentación más conveniente, indicada racionalmente por un médico.

Pero lo más importante de esto es que siguiendo como señalamos, la alimentación adecuada, es posible eliminar la enfermedad y en otros casos es posible reducir la administración de insulina pues aunque ésta tiene efectos benéficos (antiguamente sin su empleo muchos diabéticos estaban condenados a una muerte segura y muy dolorosa), tiene también efectos negativos, como el disminuir el riego sanguíneo a nivel general, que puede ocasionar lesiones severas como son, por mencionar quizá las más notorias, la ceguera, o la necrobiosis (gangrena), que casi siempre lleva a la amputación del miembro afectado.

Por lo anterior, debe tratar de utilizarse lo mínimo, siempre bajo la responsabilidad de un médico.

En relación a la utilización de medicamentos orales (hipoglucemiantes), usados por millones de diabéticos en el mundo para intentar controlar (esto es ilusorio) el nivel de

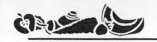

azúcar en sangre, la *Asociación Médica Norteamericana*, y la *Sociedad Biomédica Internacional*, llegaron a la conclusión de que estos medicamentos fueron el origen de enfermedades cardíacas mortales en muchos pacientes. Esta investigación fue llevada a cabo por un lapso aproximado de 5 años en diabéticos, mostrando que el índice de muertes por enfermedades cardiovasculares fue casi del doble que en aquellos pacientes que recibían como tratamiento antidiabético sólo su dieta e incluso también en relación a los que utilizaban insulina. Si a lo anterior agregamos que el empleo prolongado de éstos disminuye su supuesta efectividad, se justifican puntos de vista como el del doctor Thomas Chalmers, decano del Colegio Médico de la ciudad de Nueva York, el cual opina que en su mayoría los pacientes que están consumiendo estos medicamentos podrían prescindir de ellos y conservar sus niveles de glucosa con sólo la dieta adecuada.

En lo personal, en mi práctica diaria a través de los años, he encontrado que entre los miles de pacientes atendidos, esta enfermedad ocupa un porcentaje muy alto en toda su gama de presentación, pues aunque a mi consultorio acuden pacientes a los que se les acaba de diagnosticar, la mayoría presentan las complicaciones trágicas de los diabéticos y he visto con gran alegría que con el **tratamiento naturista adecuado,** en muchos casos se puede eliminar la toma de diversos medicamentos, presentándose evoluciones maravillosas.

Ahora bien, ya en el tema del tratamiento alimenticio de la diabetes es importante estar consciente de las necesidades nutritivas del organismo, cubriendo sus requerimientos calóricos, tanto a nivel de proteínas (elementos necesarios para mantener la vida tisular-celular), como grasas, pues éstas son conductoras de vitaminas indispensables para un buen funcionamiento corporal, pero deberán ser de tipo natural.

Los carbohidratos son fuentes primordiales de energía, por lo que se hace necesario el aporte de las grasas, que debemos consumir por vía oral, pues en caso de no hacerlo así, las grasas contenidas en hígado y tejido graso, tendrán que ser utilizadas, y su asimilación desencadenaría en muchas ocasiones comas diabéticos en estos pacientes, que los exponen a complicaciones que ponen en peligro la vida.

Además, se hace necesario el consumo de elementos minerales, enzimas y vitaminas, pues su ausencia no permitiría la digestión de grasas, proteínas y carbohidratos.

Todos estos nutrientes los vamos a encontrar en abundancia en la naturaleza, con la gran ventaja de que son alimentos que casi no dejarán residuos, harán trabajar el organismo a su mínima capacidad, pero sobre todo, le proporcionan al paciente una gran energía, presentando una notable mejoría.

El tratamiento naturista de los diabéticos, que deberá ser lo menos agresivo para el organismo, utilizando métodos sencillos de curación, tiene como base un régimen hipotóxico y depurador, sin el cual el equilibrio funcional del organismo se rompe y acaba por hundirse.

Los tratamientos de otra índole (alópatas, homeópatas, etcétera), intentan acabar con el factor (llámese bacteria, hongo, etcétera) que provoca la enfermedad, ocasionando más lesión que ayuda al afectar las células sanas del organismo.

Al respecto, la **Medicina Natural** no ataca directamente estos gérmenes, sino que estimula y refuerza las defensas del organismo, para que éste se defienda solo, recuperando su salud sin intoxicarse con sustancias extrañas que lo lesionan más en lugar de curarlo.

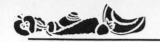

Así también, la medicina natural ayuda a recuperar el autodominio del paciente, al eliminar los vicios y errores que lo han conducido a la enfermedad.

Es importante señalar que en muchas ocasiones no sólo el cuerpo físico participa en la enfermedad, sino también la psique se asocia al trastorno que la origina, pues entre los resultados de nuestro erróneo sistema de vida, encontramos principalmente el agotamiento por el trabajo, las dudas, las angustias, las preocupaciones, las prisas, el exagerado uso de excitantes, el escaso cuidado de la piel, la mala respiración, la falta de reposo y de ejercicio, pero sobre todo, una falta total de interés por el alimento del alma: el amor a **Dios** y a nosotros mismos, pues en muchas ocasiones desarrollamos nuestro trabajo de manera rutinaria, sin vocación de servicio, sin amor y sin dedicación, convirtiéndolo en algo pesado y olvidando que si lo hiciéramos con cariño nos daría gran satisfacción, pero sobre todo nos daría lo que esperamos, lo que no queremos perder, lo que a diario debemos buscar... *salud.*

Jamás nos cansaremos de recomendar al paciente diabético que no fume y que siempre que tenga oportunidad respire el aire de la montaña; que evite permanecer en sitios de gran tráfico y garajes (en estos sitios se intoxica más con la emanación de los motores en funcionamiento, por el bióxido de carbono y el plomo que despiden), todos éstos así como el óxido de carbono contenido en el tabaco, provocan que la calidad de la sangre disminuya considerablemente.

Entre otras cosas, los diabéticos, se caracterizan por un estado de gran impureza en su sangre, son enfermos crónicos y podemos decir, aunque se escuche mal, que son cuerpos en descomposición orgánica (lo cual es evitable). Así, no sólo funcionan mal el hígado y páncreas, también se altera la función visual, sexual, pulmonar, cardíaca, circulatoria, etcétera.

Los requerimientos básicos para el organismo, de cada uno de los nutrientes son: 15% de proteínas, 30% de lípidos y 55% de glúcidos.

En la actualidad los tratamientos han satanizado erróneamente a los carbohidratos, disminuyendo su consumo y recomendando una cantidad mayor de grasas y proteínas, provocando la arterioesclerosis, que se presenta en alimentaciones hipergrasa.

Para una mejor comprensión haremos una clasificación de alimentos naturales, de acuerdo a la cantidad de hidratos de carbono que aportan, cuestión muy importante para poder seleccionar los más adecuados, de acuerdo al grado de glucemia de cada enfermo. Cabe aclarar que el consumo diario de glúcidos en la dieta de cualquier paciente (diabético o no), nunca deberá ser menor de 150 gramos diarios.

❑ *Hortalizas que encierran 5% de hidratos de carbono o azúcar:* alcachofas, espárragos, berenjena, apio, champiñones, achicoria, col, coliflor, coles de bruselas, pepinos, berros, endivias, espinacas, acelgas, judías verdes, lechugas, acederas, perejil, diente de león, puerros, rábano, ruibarbo, escarola, tomate verde, ejotes y otros.

❑ *Hortalizas que contienen el 10% de azúcar:* remolacha, zanahoria, nabos, cebollas frescas, ajos tiernos, guisantes tiernos.

❑ *Hortalizas al 15% de azúcar:* cogollos de alcachofa, hinojos, judías maduras.

❑ *Hortalizas que contienen el 20% de azúcar:* patatas (papas).

❑ *Legumbres secas que aportan un 60% de azúcares:* habas, judías secas, lentejas, garbanzos, guisantes y cebollas secas.

❑ *Arroz crudo aporta 75% de azúcares.*

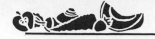

❏ *Frutas que encierran un 10% de hidratos de carbono y azúcar:* naranja, mandarina, pomelo, limón, piña fresca, membrillo, fresas, moras, olivas.

❏ *Frutas que encierran hasta un 15% de azúcar:* albaricoques frescos, cerezas, fambruesas, grosellas, nísperos, nueces, avellanas, melocotón, manzana, pera.

❏ *Frutas que encierran un 20% de hidratos de carbono o azúcar:* plátano, higos frescos, palo santo, ciruelas, uvas.

❏ *Alimentos que contienen un 40% de hidratos de carbono:* castañas.

❏ *Alimentos que contienen un 60% de hidratos de carbono:* orejones de albaricoque e higos secos.

❏ *Alimentos que contienen un 75% de hidratos de carbono:* dátiles, ciruelas y uvas pasas.

❏ *Pastas alimenticias 70% de hidratos de carbono:* pan contiene 50% de hidratos de carbono.

❏ *Harinas contienen un 75% de hidratos de carbono.*

❏ *Bizcocho normal 62.5% de hidratos de carbono.*

❏ *Bizcocho de gluten contiene 6% de hidratos de carbono.*

Para el tratamiento del diabético es conveniente considerar la formulación de cuatro dietas distintas, basadas principalmente en su contenido de glúcidos, que deberá ser de 150, 200, 250 y 300 gramos al día.

La selección entre los cuatro regímenes y la cantidad de alimento, será de acuerdo a la edad, peso, talla y actividad del paciente, sin dejar de considerar su tipo de enfermedad, pues encontramos que los enfermos jóvenes (insulinodependientes), requieren mayor cuidado en su dieta pues por su mayor actividad y desgaste físico, necesitan más calorías para no presentar síntomas de hipoglucemia.

Por lo anterior es importante seguir las indicaciones del médico en relación a las cantidades adecuadas de glúcidos que el paciente debe consumir. Más adelante daremos una tabla de equivalencias que nos ayudará a proporcionar al enfermo una buena nutrición y la cantidad conveniente de alimentos. Como un ejemplo: si el médico señala una dieta de 150 gramos. de glúcidos, su composición sería la siguiente:

680 grs. de hortalizas verdes, que equivalen a
    30 grs. de glúcidos

400 grs. de frutas al 10% o 266 grs. al 15% o 200 grs.
    al 20%, que aportarán 40 grs. de glúcidos.

200 ml. de leche que aportarán 10 grs. de glúcidos

150 grs. de patatas que aportarán 30 grs. de
    glúcidos

370 ml. de jugo de frutas al 10% que aportarán
    37 grs. de glúcidos.

Si sumamos todo, veremos que nos reporta 147 grs. de glúcidos siendo suficiente para ser la más baja.

Este esquema puede ser modificado de acuerdo a las características de cada paciente y descubrimos que es muy sencillo adaptar una dieta para un enfermo diabético.

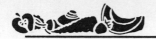

COMPOSICIÓN DE LOS ALIMENTOS MÁS USUALES

Verduras y hortalizas:
2.5 gro. de glúcidoo

	PRÓTIDOS grs.	CALORÍAS
Achicoria	1	12
Col rizada	1	12
Pepinos	1	12
Jugo de espinacas	1	12
Berros de fuente	1	11
Endivias	2	12
Colleja	2	20
Lechuga	2	12
Acelgas	2	25
Espárragos	2	15
Setas	3	25

5 gramos de glúcidos en 100 gramos

	PRÓTIDOS	CALORÍAS
Berenjenas	1	25
Apio blanco	1	25
Berros de jardín	1	50
Jugo de zanahoria	1	25

Calabaza	1	25
Puerro	1	25
Rabanitos	1	25
Ruibarbo	1	25
Col roja	1	25
Chucrut	1	25
Tomates	1	25
Jugo de tomates	1	25
Col blanca	1	25
Coliflor	1	25

10 gramos de glúcidos en 100 gramos

	PRÓTIDOS	CALORÍAS
Judías verdes	1	25
Apio (hojas)	2	50
Brócoli	3	25
Espinacas	3	25
Champiñones de París	3	25
Zanahorias	1	25
Remolachas rojas	1	50
Alcachofas	2	50
Coles de Bruselas	2	50
Guisantes de lata	3	50

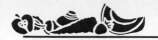

15 gramos de glúcidos en 100 gramos

	PRÓTIDOS	CALORÍAS
Salsifís	1	66
Rábanos silvestres	2.8	76
Guisantes tiernos	7	93

20 gramos de glúcidos en 100 gramos

	PRÓTIDOS	CALORÍAS
Patatas	2	85
Mazos de maíz tiernos	3	107

Más de 20 gramos de glúcidos en 100 gramos

	PRÓTIDOS	LÍPIDOS	GLÚCIDOS	CALORÍAS
Patatas	1	–	26.6	124
Judías secas	21	2	57.6	352
Guisantes secos	23	1	60.7	370
Lentejas	22	1	49	303
Granos de soja	37	18	28.8	445
Copos de soja	37	21	26.4	469
Hongos secos	20	3	43.6	74

Frutas Frescas:

5 gramos de glúcidos en 100 gramos

	PRÓTIDOS	CALORÍAS
Aguacate	1.9	241
Melón de agua	0.6	28
Limón	0.7	28
Zumo de limón	0.3	24

10 gramos de glúcidos en 100 gramos

	PRÓTIDOS	CALORÍAS
Acerolo	0.2	39
Manzanas	0.3	50
Zumo de manzanas	0.1	47
Pera	0.5	59
Albaricoques	0.9	54
Moras	0.8	58
Fresas	0.9	39
Pomelo	0.7	32
Zumo de pomelo	0.6	28
Frambuesas	1.2	40
Bayas de sauco	2.5	46
Grosella roja	1	37

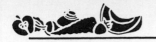

Grosellas negras	1	46
Mandarinas	0.4	43
Naranjas	0.9	54
Jugo de naranjas	0.8	47
Melocotones	0.7	46
Ciruelas	0.7	53
Arándanos	0.3	46

15 gramos de glúcidos en 100 gramos

	PRÓTIDOS	CALORÍAS
Piña tropical	0.5	57
Higos	1.3	53
Cerezas	0.8	64
Ciruelas amarillas	0.7	67
Ciruelas claudias	0.8	72
Uvas	0.7	74

20 gramos de glúcidos en 100 gramos

	PRÓTIDOS	CALORÍAS
Plátano	1.1	90
Jalea de escaramujos	3.6	102
Zumo de uva	1	74

Frutas secas:

En 100 gramos

	PRÓTIDOS	LÍPIDOS	GLÚCIDOS	CALORÍAS
Orejones de manzanas	1.4	1.6	65	279
Orejones de albaricoque	5.0	0.4	66	300
Dátiles	18	0.5	73	305
Higos secos	3.5	1.3	61	272
Castañas	3.2	2	43	211
Orejones de melocotón	3.0	0.6	66	282
Ciruelas secas	2.3	0.5	71	305

Frutas oleaginosas:

En 100 gramos

	PRÓTIDOS	LÍPIDOS	GLÚCIDOS	CALORÍAS
Almendras	18	54	16	651
Nueces	15	63	13	705
Avellanas	14	62	13	690
Piñones	20	50	20	610
Nuez de coco	41	36	10	299
Nuez de Brasil	14	67	7	714

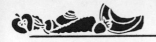

Cereales:

En 100 gramos

	PRÓTIDOS	LÍPIDOS	GLÚCIDOS	CALORÍAS
Cebada	10.6	2.1	72	370
Cebada descascarillada	8.0	1.6	69	330
Harina de cebada	10.6	1.9	72	368
Avena granos enteros	12.6	7.1	63	387
Avena descascarillada	11.0	6.0	61	351
Copos de avena	13.8	6.6	66	402
Sémola de avena	13.9	5.8	67	399
Harina de avena	14.9	7.5	66	410
Mijo descascarillado	10.6	3.9	70.7	382
Maíz granos enteros	9.2	3.8	71	375
Harina de maíz	8.9	2.8	74	376
Arroz pulido	7.0	0.6	75	368
Arroz sin pulir	7.4	2.2	75	371
Harina de arroz	7.2	0.65	79	311
Centeno granos enteros	11.6	1.7	69	359

Gérmenes de centeno	42.0	11.2	26	404
Harina de centeno	8.6	1.2		363
Harina semilla de girasol	37.0	10.6	36	359
Trigo granos enteros	11.7	2.0	69	363
Sémola de trigo	7.0	0.2	72	326
Gérmenes de trigo	26.6	9.2	46	400
Salvado	16.0	4.6	51	361
Harina de trigo	10.6	1.0	36.5	368

Pan:

En 100 gramos

	PRÓTIDOS	LÍPIDOS	GLÚCIDOS	CALORÍAS
Pan de trigo integral	7.5	0.9	47	241
Pan de centeno integral	7.3	1.3	46	239
Bizcocho de trigo	10.0	2.5	75	360

Leche y sus derivados:

En 100 gramos

	PRÓTIDOS	LÍPIDOS	GLÚCIDOS	CALORÍAS
Leche de mujer	1.4	3.4	6.8	63
Leche de vaca entera	3.5	3.7	5.0	67
Leche de vaca descremada	3.5	0.2	5.0	26
Leche condensada sin azúcar	7.2	7.8	10.4	154
Leche en polvo	25	28.0	37.0	500
Suero líquido	3.5	0.6	4	35
Nata fresca	3.5	25.0	4.00	255
Mantequilla	0.8	84.0	0.5	760
Yogur	4.8	3.7	4.5	74
Requesón	17.0	0.6	1.8	88
Queso semi-salado	36.0	6.5	3.5	222
Gruyére	30.0	3.4	27	417
Holanda	28.0	23.0	3.5	270
Parmesano	36.0	36.0	3.5	410
Roquefort	23.0	34.0	3.0	320
Manchego	16.0	37.0	1.7	417
Queso de cabra	33.0	16.0	15.0	335
Suero de polvo	12.0	1.0	71.0	346

Huevos:

En 100 gramos

	PRÓTIDOS	LÍPIDOS	GLÚCIDOS	CALORÍAS
Huevo entero, por 100 grs. (1 huevo 1/2 = 55 grs.)	13	12	0.5	160
Yema	16	32	0.5	355
Clara	11	0.2	0.7	48

Aceites y grasas vegetales

En 100 gramos

	PRÓTIDOS	LÍPIDOS	GLÚCIDOS	CALORÍAS
Aceite de oliva	–	99.6	–	927
Aceite de cacahuate	–	99.4	–	895
Aceite de maíz	–	100.0	–	930
Margarina	0.8	83	0.4	752
Pasta de nuez	26.1	48	10.0	641

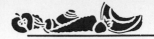

Azúcar y productos azucarados:

En 100 gramos

	PRÓTIDOS	LÍPIDOS	GLÚCIDOS	CALORÍAS
Azúcar de caña refinada	–	–	98.5	395
Azúcar de remolacha ref.	–	–	99.8	399
Lactosa	0.2	–	99.3	397
Extracto de malva seco	7.0	–	90.0	388
Chocolate	7.0	24.0	64.0	500
Confituras (media)	0.5	0.3	70.0	288
Jalea fruta (media)	0.2	–	65.0	260
Confitura de fresa	0.6	–	68.0	275
Confitura de naranja	0.4	0.1	72.0	290
Jalea de grosella	0.4	–	77.0	240
Miel	0.3	–	79.5	319

Con el apoyo de estas tablas, se simplifica la administración de una dieta conforme a las calorías que requiera cada paciente, y asimismo podemos tomar en cuenta la cantidad de grasas, proteínas y carbohidratos que contienen los diferentes jugos, frutas y verduras.

La manera de calcular la cantidad necesaria de calorías, en forma general es la siguiente: si tenemos un paciente que mide 1.70, multiplicamos 70 x 30 (de 25 a 30), y así tendremos que el número total de calorías que requiere será de 2100, las cuales aumentarán o disminuirán con base en su estado de salud.

Dentro de los alimentos más recomendables para el diabético se encuentran los crudos, que se pueden consumir en grandes cantidades, son en forma general, los siguientes:

Palta	Manzana	Níspero
Cerezas	Espárragos	Apio
Alcachofas	Aceitunas sin sal	Callampas
Coliflor	Achicoria	Porotos tiernos
Coles	Repollo	Tomates
Arvejas tiernas	Lechuga	Acelgas
Pepinos	Hinojos	Espinacas
Cebolla	Rábanos	Diente de León
Berenjenas	Berros	Setas
Alcaparras	Nabicol	Puerros
Nopales	Xoconostle	Calabaza
Sábila		

Existen algunas verduras que contienen una gran cantidad de inulina, un almidón que gracias a una diastasa llamada inulasa, se descompone no en glucosa sino en fructuosa y así el organismo no tiene necesidad de insulina para su asimilación y transformación en energía, razón por la que conviene consumirlas en cantidades moderadas. Mencionaré algunas de éstas:

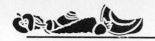

| Alcachofa | Raíces de achicoria | Tubérculos de aguaturna |
| Salsifí | Crosnes del Japón | Enula campana |

La raíz de achicoria es considerada en Francia, por el doctor Decaux, especial para los diabéticos, recomienda tomarla en infusión, lo cual hace bajar los niveles de azúcar en sangre de 20 a 40% cuando está muy elevada.

Los alimentos hipoglucemiantes son asimismo muy convenientes para el paciente diabético, por contener grandes cantidades de vitamina B, la cual refuerza de manera importante a la insulina, en el desarrollo de su función.

Algunos alimentos que merecen mención especial son los siguientes:

❐ **Cebolla:** Contiene un elevado número de glúcidos, pero los diabéticos pueden consumirla sin riesgo. Contiene un elemento poderoso llamado glucoquinina, que estimula los islotes de Langer Hans y en parte, suple la carencia de la insulina, pero es mucho más duradera su acción y además sin los efectos tóxicos de ésta.

Contiene también vitaminas B y C, que desarrollan un importante papel contra las complicaciones de la diabetes así como en su prevención y curación.

Otros de sus elementos son: azufre, compuestos de sulfocianuro, fósforo, flúor, potasio, ácido salicílico y secretina. Esta última, estimula la secreción por el páncreas de fermentos digestivos, sólo producidos por esta glándula y que son indispensables para la digestión de proteínas, carbohidratos y grasas.

La cebolla es además un excelente digestivo que proporciona salud y previene enfermedades, por lo que no deberá faltar en nuestra mesa.

❏ *Manzana:* la pulpa y el jugo de ésta, contienen un fermento o enzima llamado Fructoquinasa, que provoca la reducción de la fructosa sin la intervención de la insulina.

❏ *Berros:* Ricos en sales minerales y oligoelementos, son favorables a los diabéticos.

❏ *Alcachofa:* Contiene inulina y también glucoquinina, que mencionamos en el caso de la cebolla.

❏ *Chucrut:* Es una hortaliza de invierno con propiedades hipoglucemiantes. Contiene minerales y vitaminas, sobre todo vitamina C. Evacua jugos y gases pútridos; es eficaz en úlceras gástricas; refuerza los nervios, es un poderoso antianémico y contiene un elevado índice de ácido láctico, lo que la hace un arma terapéutica contra enfermedades tan severas como arterioesclerosis, gota, reuma, enfermedades hepáticas y por supuesto, es un antidiabético natural de primera.

❏ *Aguaturna, salsifís y achicoria:* Así como la *avena* tienen una elevada cantidad de inulina que como hemos mencionado, tiene efectos hipoglucemiantes.

❏ *Lechuga:* De la cual el doctor Laurisn prescribía el alcoholatura a dosis de 50 a 60 gotas antes de cada alimento, tiene efectos intensamente antidiabéticos.

❏ *Espárragos:* En el tratamiento a los diabéticos provoca una disminución y desaparición de azúcar en orina. Es un alimento altamente diurético pero presenta casos de cistitis, por lo que se debe tener cuidado en su prescripción.

Está muy indicado el empleo de jugos y frutas en la nutrición del diabético. Dentro de los más convenientes se encuentran los siguientes:

Papaya	*Fresas*	*Cidra*
Semillas de girasol	*Manzana*	*Guayaba*
Lima	*Castaña*	*Zanahoria*
Limón	*Guanábana*	*Coco*
Peras	*Mandarina*	*Membrillo*
Piñón	*Melón*	*Betabel*
Zapote	*Anís*	*Ajonjolí*

y muchísimas otras frutas muy nutritivas con bajo contenido de calorías y por lo tanto muy convenientes para el paciente diabético.

Es importante el consumo de fibras en la alimentación del diabético, considerándolas indispensables para su curación integral.

El doctor Heatón, médico inglés, comprobó que en muchos de los pacientes de sus clínicas londinenses, la dieta rica en fibras bloqueaba la sobreingestión de carbohidratos, reduciendo su absorción por el intestino delgado. Así, la fibra vegetal se comporta como una válvula que regula la absorción de azúcares e impide su llegada al torrente sanguíneo.

¿Podríamos pensar que elevando el consumo de fibras reduciríamos el consumo de insulina y los antidiabéticos orales?

Definitivamente sí

De acuerdo a estudios en el *Hospital de Veteranos de Bethesda* en Nueva York, los resultados fueron los siguientes: Cuando se hizo un cambio a una dieta más rica en fibras de 180 pacientes insulinodependientes y que estaban recibiendo entre 14 y 20 unidades de insulina, 162 pudieron abandonar la insulina por completo y la fracción restante disminuyó los requerimientos de ésta en gran medida.

Posterior a estos estudios, investigadores de la Universidad de California concluyeron que una dieta rica en fibras es muy útil en ambos tipos de diabetes, la insulinodependiente, y aquélla que tiene todavía insulina circulante y se controla con antidiabéticos orales. Esta dieta era más efectiva en la segunda, pues casi hacía desaparecer la enfermedad y en el caso de la diabetes juvenil ha podido reducir sus necesidades de insulina en un 60 o 70%.

En el caso de los obesos con hiperinsulinismo, también una dieta rica en fibras los ayuda, pues los hace bajar de peso y requerir menos insulina, logrando que su "contador biológico" regule sus necesidades de ésta. Asimismo, los hace menos susceptibles a enfermedades cardiovasculares, renales, etcétera.

En relación al párrafo anterior, en clínicas alemanas encontraron que hay una relación estrecha de peso-estatura con la obesidad y la presentación de la diabetes. Cuando los pacientes mayores de 45 años pesaban menos de lo que medían, la presentación de la diabetes disminuía de manera muy drástica. Una manera muy fácil de calcular la regla anterior es la siguiente: en los hombres, deben pesar 10% menos de lo que miden (ejemplo: 1.70 m. tomar en cuenta 70 menos 10%, dará 60 kg. de peso), y en la mujer un 12 o un 15% menos de su estatura.

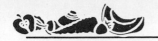

No hay nada más crítico para la salud de un diabético que controlar su nivel de azúcar en sangre, ni manera más simple de hacerlo que aumentar la cantidad de fibra en su dieta. Cuando se tienen los niveles normales de azúcar en sangre los riesgos de complicaciones son mucho menores.

Así, debemos pensar que la salud y/o la enfermedad de un diabético depende de la naturaleza, que es una fuente inagotable de fibras vegetales, pues casi cada grano, hoja, tallo, raíz, etc., contienen fibra, y cuando las mastica- mos siempre quedará una porción fibrosa no reducible a papilla, no soluble a la saliva.

Está compuesta por celulosa, la cual en sí es un carbohi- drato como los demás, pero es indigerible para el hombre y por lo consiguiente no considerada como alimento, sino como un factor natural de volumen y relleno que ayuda a regular la asimilación y la digestión de manera directa el metabolismo.

La fibra es esencial para mantenernos saludables. Es de suma importancia para el tratamiento y curación de la diabetes, así como de sus complicaciones, conocer los be- neficios que nos proporcionan los agentes minerales, vita- mínicos, enzimáticos, y otros de los que mencionaremos los más importantes a continuación:

❏ **Vitamina E.** En los pacientes diabéticos un sistema permanentemente atacado es el circulatorio, sobre todo en los miembros inferiores. Al respecto, esta vitamina ha logrado beneficios que la medicina alópata no ha podido obtener ni siquiera con antiinflamatorios, anti- coagulantes, vasodilatadores, etcétera.

Uno de los problemas a resolver es que los alimentos tienen pocas cantidades de vitamina E, que sí la encontra- mos en grandes cantidades en el aceite de germen de trigo, pero no deberán consumirse sulfato ferroso o grasas poli- insaturadas como son: aceites vegetales de cártamo, girasol, ajonjolí, maíz, etc.., ya que inactivan las funciones de la vitamina E. Gracias a su consumo, se han visto resultados maravillosos en la gangrena y en los estados de ceguera de los diabéticos.

❏ *Vitamina B*: Conocida como piridoxina. Ésta interviene en el metabolismo de los aminoácidos, que son los elementos que "construyen" las proteínas. El consumo necesario de ésta vitamina es de dos miligramos; sin embargo, una dieta desbalanceada, rica en grasas y proteínas, propiciaría necesidades hasta de 500 miligramos para digerir los alimentos, complicando aún más los padecimientos del diabético.

Cuando la cantidad de piridoxina es poca, el triptófano (uno de los aminoácidos esenciales) no puede ser utilizado normalmente, transformándose en ácido xanturémico, el cual si llega a acumularse en sangre, puede dañar severamente al páncreas, haciendo que la diabetes se presente o complicándola más.

La cantidad adecuada de esta vitamina será administrada de manera individual, pues cada persona tiene sus necesidades propias. Además estos requerimientos pueden ser hereditarios y muchos investigadores tienen la teoría de que las necesidades de piridoxina pueden determinar la aparición de la diabetes.

La administración de vitamina B, en los diabéticos es eficaz para producir un efecto similar al de la insulina, aunque no en su totalidad, pero sí facilita en alto grado el acceso de la insulina a las células orgánicas.

Los granos de cereales germinados tienen un alto contenido en vitaminas E, y sobre todo B, que tienen una acción tonificante y fortificante, como son: *cereales integrales*, trigo, centeno, avena, cebada.

❏ *Magnesio:* Este es muy importante para mantener saludable el sistema nervioso y sobre todo para regular el metabolismo de los carbohidratos ya que sin éste, la insulina no puede realizar su función, aunque haya carbohidratos e insulina en abundancia.

Robert Fishman mencionaba: *"...una dieta baja en magnesio, unida a una deficiente absorción gastrointestinal, es capaz de producir toda una serie de perturbaciones nerviosas, particularmente en los diabéticos...",* cuestión que debemos tomar en cuenta al elaborar una dieta apropiada para un diabético, evitándole las complicaciones clásicas por la deficiencia de magnesio, como son: irritabilidad, dolores musculares, taquicardia, comezón o picazón, fatiga crónica y en los hombres, impotencia.

Los alimentos más ricos en magnesio son:

Almendra	*Melaza de caña*	*Frijoles*
Nueces	*Aceite de germen*	*Avellanas*
Ajonjolí	*Cacahuates*	*Pistaches*
Soya	*Chícharos*	

Existe un elemento natural mineral muy asimilable llamado dolomita que es rico en calcio y magnesio.

Es más severa la diabetes en los niños, que en los adultos, una de las causas podría ser que su alimentación es pobre en magnesio y vitamina B, pero cuando se administran ambos elementos la lesión se revierte mejorando sus condiciones generales. Por lo tanto, si aún quedan tejidos sanos en el páncreas, el magnesio y la piridoxina pueden detener el desarrollo de la enfermedad y las necesidades de insulina sean menores.

❑ *Vitamina A:* En ausencia de ésta se multiplican una gran cantidad de células mucomembranosas que tapo- nan las salidas del páncreas, produciéndose una pan- creatitis que lesiona a este órgano.

❑ *Lecitina de soya:* Esta sustancia ayuda a prevenir los riesgos de arterioesclerosis. Si la asociamos a la vitami- na E, casi asegura que las complicaciones circulatorias en los diabéticos no sean frecuentes, logrando que las complicaciones existentes sean reversibles, ya que au- mentan las concentraciones de oxígeno en todos los órganos, mejorando su función, pues eliminan las pla- cas de calcio que se depositan en las arterias, taponán- dolas.

❑ *Manganeso:* Benéfico para el funcionamiento orgánico y necesario para que se utilicen las vitaminas B_1 y C y la colina, esta última, si se encuentra en cantidades adecuadas, evitará problemas cardiovasculares graves en los pacientes sanos, pero sobre todo en los diabéti- cos, en los que es frecuente que presenten complicacio- nes como son: infartos, trombosis, gangrenas y todas las complicaciones circulatorias que lo llevan a la muerte.

Encontramos manganeso en:

Avellanas   *Aceite de germen de trigo*
Duraznos   *Camotes*   *Ajonjolí*

❑ *Cromo:* Mineral esencial para el funcionamiento de la insulina, pues produce un factor de tolerancia a la glucosa muy necesario que ayuda a la insulina a de- sempeñarse cuando los niveles de glucosa en sangre son altos o cuando están bajos (activador o desactiva- dor).

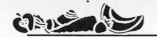

Los alimentos que más cromo contienen son los granos integrales, pero sobre todo la levadura de cerveza que contiene una gran cantidad de vitaminas, sobre todo complejo B, lo que la convierte en un antineurítico de primer orden por su elevado contenido de inositol. Además permite que la circulación sea corregida en gran medida.

Todo lo anterior fue puesto de manifiesto por una investigación exhaustiva que se llevó a cabo en la Universidad de Alabama, en la cual se comprobó además una amplia área de acción sobre los estados de stress que son tan importantes en los diabéticos, ya que si estos gozan de tranquilidad, los niveles de glucosa casi siempre estarán en límites normales, pero cuando el diabético está estresado se activan sistemas cerebrales que alteran y bloquean el funcionamiento de la insulina, provocando que la glucosa en sangre se dispare.

Empleando las combinaciones adecuadas de alimentos, tendremos una dieta apropiada para prevenir y curar a los diabéticos.

En este libro se incluirán algunos menús para los diabéticos, que deberán ser considerados como ejemplos, ya que se podrán elaborar muchos más, de acuerdo a las indicaciones que hemos dado páginas atrás.

Mencionaremos ahora algunos tratamientos alimenticios antidiabéticos

1. Tomar diariamente un vaso de jugo de chayote, ejote y tomate en partes iguales dos veces por día.

2. Tomar en ayunas un licuado a base de nopal (una mitad), xoconostle (una mitad), sábila (3 cm.), pero sólo la pulpa; a lo anterior se le agrega agua o jugo (se toma en ayunas).

3. Jugo de espinacas, lechuga y col a partes iguales dos veces por día.

4. Jugo de berros, espinacas y jugo de naranja, se le puede agregar limón, dos veces por día.

5. Jugo de cebolla, limón y ajo mezclado con agua o jugo ácido, dos veces por día.

6. Jugo de limón criollo (un vaso, dos veces al día), con popote.

7. Jugo de germinados de trigo con limón, tres veces al día.

8. Jugo de limón con sábila, se le agrega miel en pequeñas cantidades, se toma por lo menos dos veces al día.

9. Agua de avena (se ponen a remojar en un vaso con agua tres cucharadas de avena integral, al día siguiente se cuela y se toma el agua en ayunas, la avena se tomará al gusto).

10. Tomar jugo de naranja con dos cucharadas de levadura de cerveza por lo menos dos veces al día.

11. En un vaso con agua ponga dos cucharadas de cebolla morada picada y deje reposar por lo menos 4 horas, se cuela y se le agregan dos gotas de limón y tres de miel,

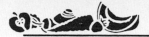

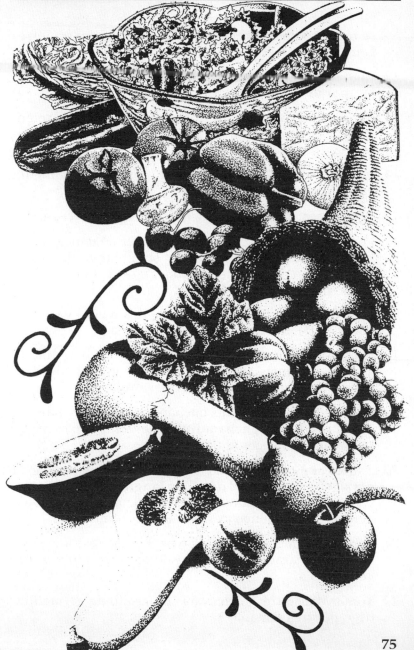

se mezclan perfectamente y se toma en ayunas por tres semanas.

12. Jugo de espárragos con lechuga y apio en partes iguales, por lo menos dos vasos diarios.

13. Reposar un vaso con miel toda la noche, posteriormente se le agrega un diente de ajo, se licua y se toma en ayunas, diario.

14. Jugo de vainas verdes de judía, por lo menos medio vaso dos veces al día.

15. Jugo de achicoria con limón, medio vaso dos veces al día.

16. Poner en un vaso con agua tres aceitunas negras, se remojarán toda la noche, al día siguiente se licua y se le agrega una copita de aguamiel y se toma en ayunas por lo menos tres semanas.

17. Jugo de lechuga, tomar por lo menos medio vaso tres veces al día, deberá ser lechuga orejona.

18. Jugo de caña con soya, ajonjolí y una cucharadita de aceite de germen, se tomará cada tercer día (cuidando aquellos pacientes con hipercolesterolemia).

19. Jugo de limón con media cucharadita de algas marinas molidas y media cucharadita de levadura de cerveza, se tomará tres veces al día.

20. Poner a remojar un nopal en aguamiel toda la noche, al día siguiente se saca el nopal, se le agrega jugo de limón y media cucharadita de miel, se licua y se toma en ayunas por lo menos tres semanas continuas.

21. Jugo de pepino y achicoria a partes iguales, se le agrega media cucharadita de diente de león, se tomará dos veces al día.

22. Tomar diario tres cucharadas de aceite de germen de trigo por tres semanas.

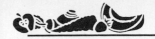

23. Mezclar yema de huevo con trigo integral y tomarlo en ayunas por lo menos tres semanas.

24. Un vaso de jugo de naranja, una cucharada de levadura de cerveza, una cucharada de aceite de germen y una cápsula de levadura de cerveza, por lo menos dos veces al día.

25. Hierva durante 5 minutos dos cucharadas de linaza en 250 ml. de agua, se deja reposar toda la noche, al día siguiente se le agregan 3 cm de sábila (pulpa), se licua y se toma en ayunas por lo menos dos meses.

26. Jugo de nabo, lechuga y apio dos veces al día.

27. Medio vaso de jugo de limón con tres cucharaditas de lecitina de soya, dos veces al día.

28. Dos cucharadas de levadura de cerveza, una cucharada de aceite de germen de trigo, una yema de huevo y un vaso de jugo de naranja en ayunas por lo menos dos veces al día por 3 semanas.

29 Medio vaso de jugo de papa dos veces al día por lo menos tres semanas.

30. Poner en medio vaso de jugo de limón tres dientes de ajo pelados y picados, así como un huevo entero sin quebrar, dejar reposar toda la noche, al día siguiente colar y el jugo que queda mezclarlo perfectamente, tomar en ayunas por lo menos cuatro semanas.

Estos son sólo algunos remedios a base de alimentos naturales, los cuales se han recomendado a muchos de mis pacientes diabéticos con resultados sorprendentes, pero con los remedios no será suficiente, deberán ser complementados con la dieta apropiada y los medicamentos naturales antidiabéticos, ejercicio y todas las terapias necesarias.

Se escogerá uno o máximo dos remedios a emplear de acuerdo a las características del paciente.

Quiero finalizar este tema con la siguiente reflexión:

La meta u objetivo final de cualquier medicina es prevenir, o curar las enfermedades o prolongar la vida, pero el ideal de cualquier medicina siempre será el de suprimir la necesidad de medicinas y doctores; la única manera de conseguirlo es con una alimentación dictada por nuestra conciencia y conocimiento; es decir, una alimentación natural basada en frutas, verduras, jugos y todo aquello que nos brinda la naturaleza misma.

TESTIMONIO

Sr. Roberto "N"

El señor Roberto es un paciente que he llevado a varias estaciones de radio (XEDF 970, XEAI 1500, Radio Chapultepec canal 560). La razón, aparte de la estima personal, es su manera muy amable, simpática y coloquial de referir su enfermedad, casi siempre está risueño, de buen humor y aunque la evolución de su enfermedad fue un poco lenta su tenacidad lo alivió.

Él acudió a mí presentando dolores generales, cansancio excesivo, obesidad, humor negro (mal humor), calambres, alteraciones en su funcionamiento digestivo y renal, así como una gama muy variada de signos y síntomas. Al comenzar su tratamiento experimentó diarrea, vómitos, dolores de cabeza, pero como él me decía, "soy necio y si el doctor no me cura le voy a reclamar, pero para eso tengo que cumplir", y así lo hizo, se sometió a un tratamiento a base de vegetales crudos, tés de chancarro, tronadora, malva, ortiga, estrellita, hamula de Monterrey y sus complementos alimenticios adecuados. La evolución de su enfermedad ha sido extraordinaria, pues cuando llegó conmigo no caminaba más de 300 mts y comenzaba a sentirse muy cansado, en la actualidad el ingeniero es corredor de maratón, trabaja como maestro de una institución de estudios superiores y sus alumnos ya se le acercan con la confianza de encontrar en él al guía que todo maestro debe ser, pues por la enfermedad su temperamento estaba muy acelerado pero en la actualidad es muy tranquilo, en fin, su vida cambió radicalmente; solamente con base en una alimentación adecuada, su mentalidad positiva y sus ansias de curarse alcanzó la salud.

Es importante la mentalidad positiva de los pacientes, la fe en sí mismos y sobre todo las ganas de tener la salud como algo de primera importancia; en lugar de ocuparnos primero de cuestiones materiales, pongamos atención a nuestro cuerpo, pues recordemos que con base en la salud obtendremos o no lo que tenemos en este mundo, en ocasiones damos desgraciadamente valor primordial a los efectos materiales.

Ojalá ejemplos y testimonios como éste sirvan para estimular los deseos de curarse y conservar la vida lo mejor posible.

RECETAS ESPECIALES
PARA PACIENTES DIABÉTICOS

Esta serie de recetas son sólo un ejemplo de la alimentación que puede seguir un paciente diabético, pero lo más importante es que pueden elaborarse variadas recetas de acuerdo a los componentes más convenientes para cada caso

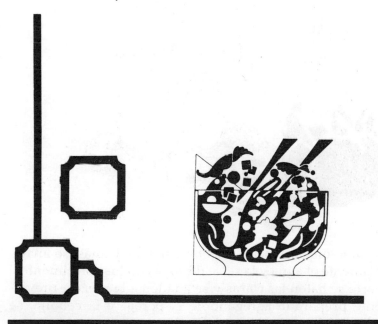

�֎ Omelete a la Mexicana

INGREDIENTES

4	*huevos con claras y yemas separadas*
4	*cucharadas de agua caliente*
1	*y media cucharadas de cebolla, picada*
1/2	*cucharadita de salsa de soya*
2	*cucharadas de perejil chino*
	sal, aceite y pimienta, al gusto

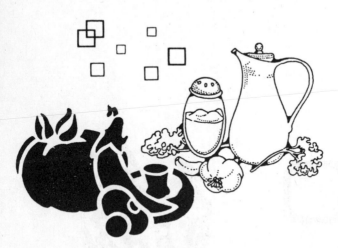

Preparación: Se baten perfectamente las yemas, se añade lentamente el agua y la salsa de soya con los condimentos. Aparte se baten las claras y se añaden a la mezcla previamente preparada agregándole el perejil y la cebolla, se vierte en un sartén o comal. Rinde para dos personas.

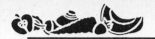

❊ Huevos a la Diabla

INGREDIENTES

- 6   *huevos cocidos*
- 2   *cucharadas de mayonesa*
- 1/2   *cucharadita de salsa habanera*
-      *sal y pimienta, al gusto*

Preparación: Se cortan los huevos hervidos por la mitad y se extrae la yema, cuidando que la clara no se rompa, se machaca la yema y se le agregan los demás ingredientes mezclándolos. Se rellenan las claras con la mezcla.

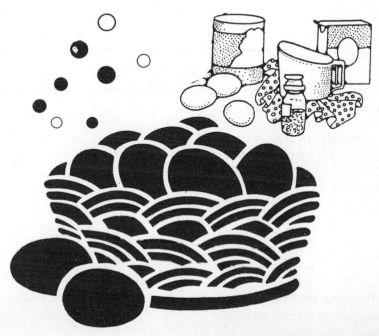

❋ Alcachofas a la Marinera

INGREDIENTES
200   grs. de alcachofas
2 a 3 cucharadas de aceite
50   ml. de agua
       sal, al gusto

Preparación: Se separan las partes blandas y tiernas de las alcachofas, se lavan y se frotan con limón, se cortan en rebanadas delgadas, se les espolvorea un poco de sal, se meten en aceite hasta que estén blandas y se añade un poco de agua.

❋ Ensalada Mexicana

INGREDIENTES
6 nopales cortados en sesgo y hervidos
3 cebollas de rabo picadas
1 manojo de cilantro picado
1 cucharada de orégano
1 jitomate rebanado
1 aguacate rebanado
3 dientes de ajo picados
   sal y aceite de oliva, al gusto

Preparación: Se mezcla todo y al final se adorna con el aguacate y el jitomate.

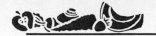

❀ Alcachofas a la Romana

INGREDIENTES
- 200 grs. de alcachofas
- 2 cucharadas de aceite
- 1 diente de ajo
-   hojas de menta picada
-   agua y sal

Preparación: Tirar para arriba las hojas exteriores hasta que sólo quede la parte tierna. Cortar las puntas, después los tallos hasta la médula. Dejar una parte de 5 cm de longitud, frótela bien con limón. Abrir un poco las hojas. Espolvorear con sal, añadir las hojas de menta y ajo colocados en el medio. Verter el aceite en la cacerola, colocar en ella las alcachofas y hacerlas rehogar cubiertas por una tapadera. Revolverlas varias veces, después agregar agua a la mitad de su altura. Continuar cociéndolas hasta que se evapore el agua y se añade el aceite sólo durante algunos instantes. Sírvase para dos raciones.

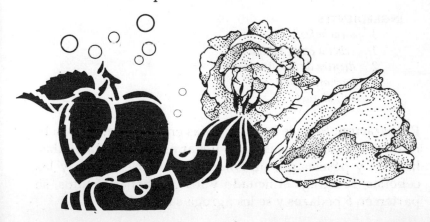

❃ Ensalada Verde

INGREDIENTES

2 *chayotes tiernos pelados y picados*
2 *calabacitas chicas y tiernas, picadas*
3 *pepinos pelados y rebanados*
1 *lechuga romana picada*
1 *limón (jugo) y aceite, al gusto*

Preparación: Batir todas las especias y bañar el aguacate con ellas.

❃ Crema de Alcachofas

INGREDIENTES

3 *alcachofas*
1 *cebolla chica picada*
2 *dientes de ajo picados*
1 *cucharada de aceite*
sal, al gusto

Preparación: Remoje las alcachofas en agua con sal por 10 minutos, quite las hojas hasta llegar al corazón, hiérvalas, licúelas y páselas por un colador. Se sofríen el ajo y las cebollas, se agrega el licuado y los corazones cocidos, se parten en 6 pedazos y se les agrega sal.

❋ Sopa Antidiabética

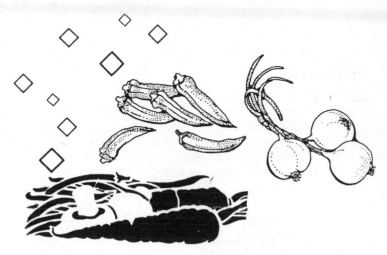

INGREDIENTES

12	nopales picados
1	cebolla picada
3	dientes de ajo
100	grs. de queso picado
4	huevos enteros
2	chiles picados
2	cucharadas de aceite
1	aguacate
	sal, al gusto
	agua, la necesaria

Preparación: Se sazonan los nopales en el aceite, se mezclan con el ajo y la cebolla. Se agrega el agua; cuando está hirviendo se añaden los huevos poco a poco a que queden como listón. Se agrega el queso y se retira del fuego. Se agrega el chile y el aguacate antes de servirse. Se le puede agregar polvo de diente de león si se desea.

❃ Espinacas en Nata

INGREDIENTES

250	*grs. de espinacas*
2	*cucharadas de aceite*
1/2	*cebolla picada*
15	*grs. de nata*
50	*grs. de espinacas crudas*
	hojas de menta salvia y perejil

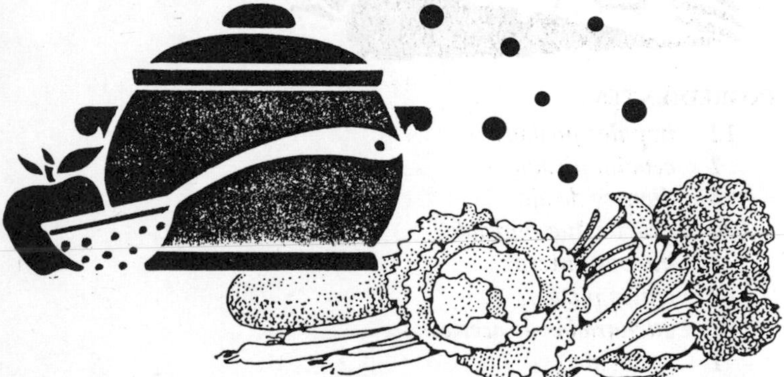

Preparación: Se limpian perfectamente las espinacas, se cortan los rabos, se lavan bien y se escurren. Se hierven un poco para quitarles lo amargo, posteriormente se ponen a calentar en una cacerola tapada hasta que eliminen el agua, después se escurren y se pican finamente, se sofríe un poco la cebolla en el aceite, se agregan las espinacas y se recalienta todo. Finalmente se agrega la nata, se baten las espinacas y se añade el resto.

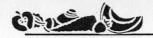

❀ Espinacas con Piñones

INGREDIENTES

250 grs. de espinacas
  1 cucharada de aceite
1/2 cebolla picada
 10 grs. de piñones
     agua, al gusto

Preparación: Cocer a fuego lento las espinacas, dorar las cebollas en aceite, se añaden las espinacas, se rehogan lentamente, se añaden los piñones y se les rehoga.

❀ Jitomates Rellenos

INGREDIENTES

200 grs. de jitomates
 15 grs. de arroz
  5 grs. de mantequilla
     hierbas aromáticas (salvia, menta, yerbabuena, etc.)
     queso fresco, al gusto

Preparación: Cortar la parte superior de los jitomates y vaciarlos, picar la pulpa y mezclarla con arroz crudo remojado, 5 grs. por tomate al cual se le habrán añadido hierbas aromáticas al gusto, rellenar los jitomates con esta mezcla, poner una pequeña porción de mantequilla sobre cada jitomate y cubrirlo con la tapa cortada. Ponerlo boca abajo y meterlo al horno por lo menos 30 minutos. Después esparcir el queso rallado sobre el plato terminado. Se sazona con cebolla, ajo, romero, tomillo, perejil, cebollitas.

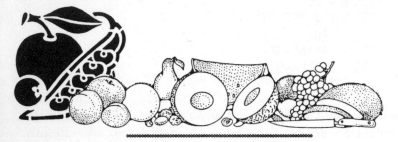

❋ Acelgas a la Nata

INGREDIENTES

200	grs. de pencas de acelgas
1	cucharada de aceite
30	grs. de cebolla picada
1/2	grs. de caldo vegetal
5	grs. de limón (20 gotas)
5	grs. de nata
1	yema de huevo

Preparación: Cortar las pencas de acelgas de 5 cm., sofreír la cebolla en el aceite. Añadir el caldo a las acelgas y hacerlas hervir a fuego lento durante 45 minutos, hasta que estén blandas. Se añade la nata, a la que se habrá mezclado la yema del huevo.

❋ Aguaturnas con Cebolla

INGREDIENTES

200	grs. de aguaturmas
5	grs. de aceite
30	grs. de cebolla picada
10	grs. de nata

Preparación: Cocer las aguaturnas y pelarlas, cortar en rodajas. Sofreír la cebolla en el aceite, añadir las aguaturnas y sofreír todo. Verter la nata sobre el plato terminado y lo hacemos más fino.

❋ Ensalada de Papas a la Limón

INGREDIENTES

200	grs. de papas
100	grs. de caldo vegetal
15	grs. de jugo de limón
5	grs. de cebolla picada
	sal y nuez moscada
14	grs. de mayonesa casera

Preparación: Hervir las papas y pelarlas calientes, se cortan en rodajas. Se les agrega el caldo y se añaden los otros condimentos, se deja reposar un poco toda la mezcla y al final se le agrega la mayonesa a las papas.

❊ Ensalada de Papas con Pepinos

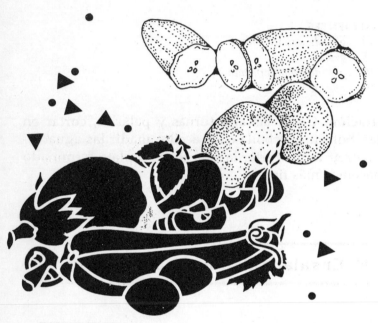

INGREDIENTES

    50   grs. de pepinos
   200   grs. de papas
     1   cucharada de aceite
     2   cucharadas de jugo de limón

Preparación: Hervir las papas y pelarlas, se cortan en rodajas. Se rayan los pepinos. Se añade el aceite y el jugo de limón y se mezcla todo. Sazonar con comino, cebollitas y perejil. La cebolla cortada finamente. Al final se frota con ajo la ensaladera y se coloca la ensalada.

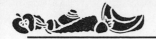

❋ Ensalada Rusa

INGREDIENTES

- 50   grs. de papas
- 50   grs. de zanahorias
- 50   grs. de guisantes tiernos
- 50   grs. de apio
- 2   cucharadas de jugo de limón
- 15   grs. de mayonesa casera
-     sal

Preparación: Hervir cada hortaliza un poco en agua salada y dejarlas enfriar. Cortar en cubitos zanahorias, apio y papas, mezclar el jugo de limón a las hortalizas frías. Mezclar bien todo con la mayonesa. Guarnecer con pepinillos, tomates y berros.

❋ Huevo a la Rusa

INGREDIENTES

- 1   huevo duro
- 15   grs. de mayonesa casera
-     sal, extracto de levadura

Preparación: Cortar el huevo por la mitad cuidadosamente, quitar la yema y mezclarla con la sal, levadura y mayonesa, se llenan los huecos de las claras y se juntan dándole forma al huevo, se adornan con lechuga y limón.

❋ Papas al Comino

INGREDIENTES

- 120 grs. de papas largas
-   2 cucharadas de aceite
- 10 grs. de comino
-      sal

Preparación: Cepillar, lavar, cortar las papas en dos a lo largo de la mitad estrecha. Se espolvorea el comino y la sal, luego colocar las papas con la superficie cortada y untada de aceite sobre una plancha también untada de aceite, hacerlas asar al horno durante 45 minutos.

❋ Papas a la Margarina

INGREDIENTES

- 180 grs. de papas
-   5 grs. de margarina vegetal
-      agua y sal

Preparación: Cortar las papas en cuatro, cocerlas al vapor hasta que estén blandas. Calentar la grasa, añadir las papas y hacerlas dorar lentamente sobre el fuego o al horno revolviéndolas cuidadosamente hasta que se doren.

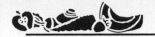

❋ Arroz Japonés

INGREDIENTES

5	grs. de margarina vegetal
40	grs. de arroz
1	taza de caldo vegetal
10	grs. de mantequilla

Preparación: Freír el arroz en aceite, añadir el caldo con una cebolla, un clavo, una hojita de laurel, hervir todo por un cuarto de hora. El arroz debe conservar sus granos enteros, dejar enfriar. Calentar la mantequilla, añadir el arroz y meter al horno hasta que esté caliente. Una vez terminado el arroz disponer encima del plato la mitad de la mantequilla en trocitos.

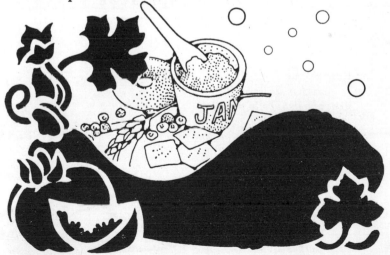

❊ Arroz con Hortalizas

INGREDIENTES
- 5 *grs. de aceite*
- 10 *grs. de hortalizas cortadas: apio, zanahoria*
- 40 *grs. de arroz integral*
- 1 *taza de caldo vegetal*

Preparación: Sofreír todo en aceite, verter encima el caldo y hacerlo hervir durante 15 o 20 minutos. Sazonar con laurel, clavos y hierbas frescas al gusto.

❊ Pudín de Espinacas

INGREDIENTES
- 1 *cucharada de aceite*
- 30 *grs. de cebolla picada*
- 1 *diente de ajo*
- 150 *grs. de espinacas crudas*
- 20 *grs. de pan integral*
- 1/3 *de taza de leche*
- 1 *yema de huevo*
- 1 *clara de huevo batido*
- 10 *grs. de queso rayado*
  nuez moscada
  hierbas aromáticas, sal

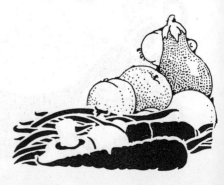

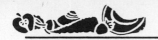

Preparación: Sofreír la cebolla y el ajo en aceite, agregar las espinacas y sofreír aún un poco más, remojar el pan en la leche y triturar. Mezclar todos los ingredientes y añadir en último lugar la clara de huevo batida y el queso. Bañe las espinacas con la mezcla y déjelas a fuego lento hasta que se cueza todo.

❋ Souflé de Arroz Vegetal

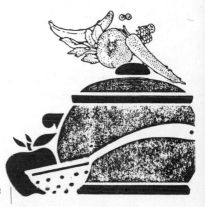

INGREDIENTES

5	grs. de aceite
10	grs. de cebolla picada
40	grs. de arroz
100	grs. de caldo vegetal
5	grs. de mantequilla
10	grs. de queso rayado
	jitomate cortados en rodajas

Preparación: Freír la cebolla en el aceite. Se añade el arroz y se rehoga todo, se agrega el caldo vegetal caliente y se hace cocer de 15 a 20 minutos. Se agregan por capas los jitomates y el arroz en un molde que vaya untado de mantequilla. Se le agragan encima trocitos de mantequilla y se pone al horno durante 20 minutos. Finalmente se espolvorea el queso rayado.

❄ Salsa de Tomate

INGREDIENTES
- 150 grs. de tomates
-   5 grs. de mantequilla
      cebolletas, albahaca, romero

Preparación: Cortar los tomates en trozos, cocerlos hasta que estén blandos y colarlos, se añade la nata al final.

❄ Salsa de Vinagreta

INGREDIENTES
- 15 grs. de aceite de oliva
- 15 grs. de aceite de cacahuate
- 25 grs. de jugo de limón
- 10 grs. de caldo vegetal
- 50 grs. de cebolla picada
      pepinillos finamente picados
      perejil, cebolla y sal
      tomates cortados en cubitos

Preparación: Mezclar todos los ingredientes y batirlos. Guarnecer con los pepinillos, perejil y tomate.

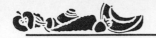

❀ Salsa con Mayonesa

INGREDIENTES
- 15 grs. de yema de huevo
- 1 cucharadita de jugo de limón
- 150 grs. de aceite
- levadura de cerveza

Preparación: Batir bien el huevo con algunas gotas de limón, se vierte el aceite poco a poco no dejando de batir. Si la mayonesa es muy espesa añadir un poco de jugo de limón y sazonar al último.

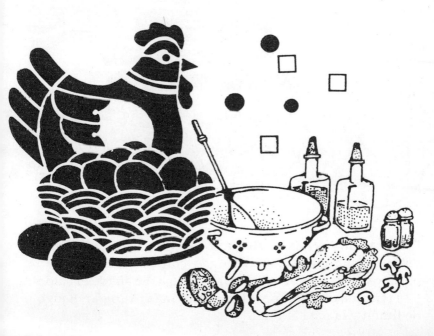

❋ Salsa de Champiñones

INGREDIENTES

1 *cucharada de aceite*
10 grs. *de cebolla picada*
50 grs. *de champiñones*
15 grs. *de harina de soja*
2 *tazas de caldo vegetal*
1 *cucharada* de jugo de limón
15 grs. *de nata, sal*

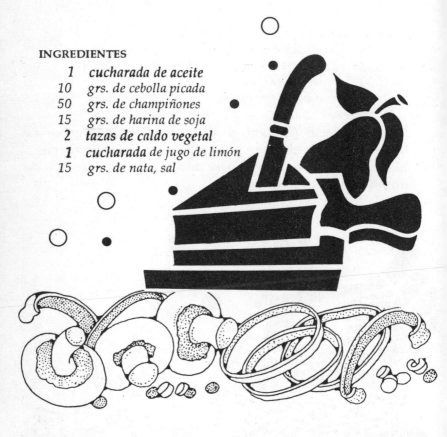

Preparación: Sofreír la cebolla en el aceite, cortar los champiñones en rodajas y se rehogan con la cebolla por 15 minutos. Se espolvorea la harina de soja. Se añade el caldo y se termina de cocer por 10 minutos más. Agregar el jugo de limón y la nata al final.

❋ Salsa de Pimiento

INGREDIENTES

1 *cucharada de aceite*
10 grs. de cebolla picada
20 grs. de pimientos cortados en tiritas
15 grs. de harina de soja
2 **tazas** de caldo vegetal
1 *cucharada* de jugo de limón
15 grs. de nata
sal y laurel

Preparación: Freír la cebolla y el pimiento. Espolvorear la harina de soja, añadir el caldo vegetal y hervir por 20 minutos. Al final se agrega la nata, la sal y el laurel; deje sazonar.

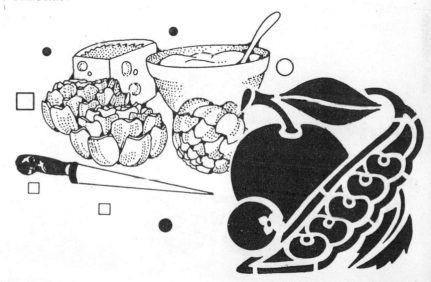

❀ Caldo Vegetal

INGREDIENTES

- 10 grs. de margarina vegetal
- 1 cebolla
- 2 zanahorias
- 1 puerro
- apio, hojas de col, acelgas
- 1 litro y medio de agua fría
- hierbas aromáticas frescas o secas

Preparación: Cortar en dos la cebolla, quitar la piel parda y rehogar en grasa las superficies cortadas. Reducir a trocitos las verduras. Añadirlas a la cebolla salteada y rehogar todo 15 minutos a fuego lento en una cacerola tapada. Verter el agua con las hierbas aromáticas sobre las hortalizas y poner el caldo a cocer por 2 horas a fuego lento. Sazonar a voluntad.

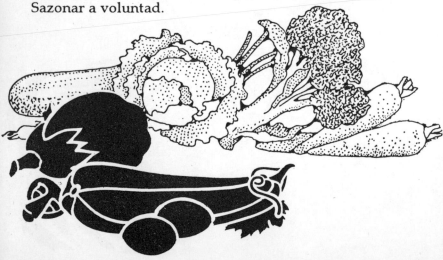

TESTIMONIO

Sra. Margarita "N"

El caso de la señora Margarita es uno cuyo diagnóstico y tratamiento quisiera tener cualquier médico; el diagnóstico fue fácil y la evolución del tratamiento fue rápida, aproximadamente en 2 meses. Se presentó en mi consultorio con exámenes que reportaban cifras aproximadas de 280 y los síntomas clásicos de esta enfermedad: sed, mucha hambre, orinar frecuente, insomnio, mal estado general, cansancio y sobre todo una colitis y gastritis severas, que en muchas ocasiones dificultaban seguir el tratamiento, pues a muchos de mis pacientes les administro el compuesto antidiabético que está hecho con limón y ajos, pero a pesar de lo anterior la paciente lo llevó a cabo, conjuntamente con su dieta, la cual también tuvo reacciones secundarias e hicieron que la paciente en un principio pensara en abandonar el tratamiento, hasta que los niveles de glucosa bajaron a los límites normales y los síntomas desaparecieron totalmente, este caso lo presenté en Radio XEAI canal 1500. Cuando la paciente acudió por tercera vez a mi consultorio, le di el formato en el cual deben de anotar los signos y síntomas que han experimentado durante el tratamiento y su estado actual, su hija me refería que en un momento su mamá se preguntaba, qué escribir, pues ya no sentía nada, creo que su evolución en este caso fue sensacional, pues la paciente está totalmente recuperada y por eso digo que todos los médicos desearíamos tener pacientes así. El tratamiento consistió en vegetales crudos al principio y los tés antidiabéticos que indicamos en este libro.

Espero seguir teniendo pacientes como ella, que con su fe, enjundia y coraje para luchar por su salud ayuden a los médicos a lograr su curación y los invista de ese halo mágico que la medicina otorga.

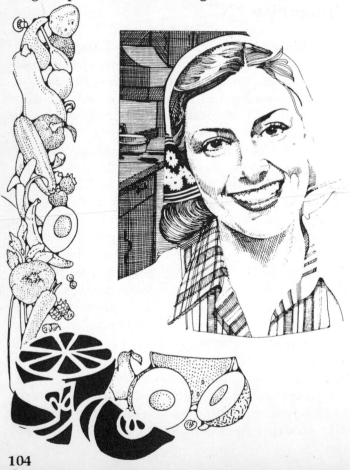

PRINCIPALES MEDICAMENTOS NATURALES ANTIDIABÉTICOS

La trofología es una rama de la medicina natural que ocupa un nivel de primera, ya que sus efectos directos en páncreas y circulación general son muy positivos al disminuir la glucosa en sangre de manera radical, además que asociada a una medicación de tipo alimenticia nos presta una ayuda inestimable en el tratamiento de los diabéticos.

Los diabéticos encontrarán en esta parte del manual de diabetes una guía de las principales plantas antidiabéticas, las que empleadas de manera adecuada serán factores de curación.

Mencionaremos solamente las que a mi parecer son las más importantes, las que en mi práctica como médico naturista han dado los resultados que yo esperaba y que no causaron lesiones secundarias con su empleo.

Las ennumeraré no de acuerdo a su importancia, así como tampoco en orden alfabético, ya que en su aplicación se deberán utilizar criterios médicos adecuados de acuerdo a las características de cada paciente.

Las principales plantas antidiabéticas que mencionaré son:

Ajo: Una de las aplicaciones de éste es precisamente como antidiabético, se puede consumir principalmente crudo, en ensaladas combinado con alfalfa, jitomate, tomate, nopal, salvia, limón, etcétera.

Como té: medio litro de agua, 2 dientes de ajo, hervir por 10 minutos, dejar reposar 15 minutos, colar y tomar diario por 1 mes.

Tenemos una fórmula antidiabética que viene resumida en el *Libro Naturista del doctor Abel Cruz*.

Existen muchas maneras de utilizarlo, así que será interesante que usted las busque, tomando en consideración que la más importante sería combinado con limón o crudo.

Berros: La aplicación de éstos como antidiabéticos es muy variada, puede ser:

✳ medio vaso de jugo de berros con naranja en ayunas por 1 mes

✳ crudo en ensaladas

✳ como té: 4 cucharadas de berros picados en un litro con agua, hervir por 10 minutos, que repose 10 minutos, y se tomará como agua de tiempo por un mes

✳ muchas otras

Cebolla: Es uno de los principales alimentos-medicamentos antidiabéticos, lo ideal es consumirla cruda o en jugo.

✳ una de las maneras es la siguiente: tomar dos cucharadas de jugo de cebolla en ayunas y dos cucharadas por la tarde (con jugo de limón)

✳ hervir en un litro de agua con hojas de malva, una manzana en rodajas, borrajas, posteriormente co-

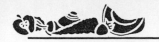

lar y tomar un vaso cada 8 horas con dos cucharadas de jugo de cebolla por un mes completo

* hervir por 5 minutos un litro de agua, tres dientes
  de ajo, 2 cucharadas de jugo de cebolla, colar y
  tomar como agua de tiempo

* muchas otras

Damiana de California: Esta contiene una gran cantidad
de vitamina E. Tiene efectos antidiabéticos potentes y además es un estimulante hormonal muy importante.

Las principales aplicaciones a nivel diabético son:

* hervir un litro de agua, dos cucharadas de damiana, dos cucharadas de hojas de naranjo de tiempo
  y agregarle jugo de limón al gusto

* y otras

Correguela: Tiene efectos antidiabéticos que disminuyen la glucosa en sangre.

* en un litro de agua poner dos cucharadas de la
  raíz, que hierva por 5 minutos, que repose por 3
  minutos, colar y tomar como agua de tiempo por
  lo menos durante un mes

Higo: da resultados excelentes en el tratamiento contra
la diabetes.

* cocimiento con tres hojas frescas o tres hojas secas
  de la higuera hervidas por 15 minutos, en medio
  litro de agua, colar, tomar en ayunas y por la tarde

* otras

Limón:

* se tomará medio vaso de jugo de limón 3 veces al día con popote

* té de la cáscara (2 limones) en un litro con agua, hervir por 5 minutos, dejar que repose por 5 minutos y colar, tomarlo dos veces al día

* otras

Mijo: El mijo tomado como alimento es un excelente antidiabético.

* 3 cucharadas de mijo en un litro de agua, hervir por 5 minutos, colar, esperar a que se enfríe y tomarlo dos veces al día, por lo menos durante un mes

* en el pan

* otras

Avena:

* comer puré de avena por lo menos una vez al día, 4 veces por semana: batir 20 gramos de harina en 300 gramos de agua

* otras

Palo de pájaro: Es excelente contra la diabetes.

* dos manojos de la corteza, cuando el agua esté hirviendo se agrega la corteza y se deja hervir por

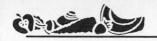

espacio de 5 minutos más, se cuela y se toma como agua de tiempo por lo menos durante un mes

﹡ otras

Pezuña de Vaca:

﹡ tres hojas por un litro de agua hirviendo, que repose por 10 minutos, colar, dejar que se enfríe, tomarlo por lo menos durante dos meses.

Valeriana: Sobre todo en diabéticos muy sensibles o nerviosos.

﹡ tintura: 10 gotas 4 veces al día

﹡ dos cucharadas en un litro con agua, hervir por 10 minutos, colar y tomar como agua de tiempo

﹡ otras

Cacahuates: Los cacahuates también tienen efectos antidiabéticos, sobre todo crudos, pero es importante supervisar los niveles de colesterol y lípidos en sangre, por lo que es necesario el control médico.

Una de las aplicaciones es la siguiente:

﹡ poner a remojar por la noche 10 cacahuates con cáscara, al día siguiente se separan cáscara y fruta, se ponen a hervir en la misma agua que se remojaron y se tomará como agua de tiempo

﹡ otras

Romero: El romero es uno de los principales medicamentos antidiabéticos de aplicación general, pero aquí solamente lo mencionaremos como antidiabético.

✳ un litro con agua, 3 cucharadas de romero seco, hervir por 10 minutos, que repose otros 10 minutos, colar y tomarlo como agua de tiempo

✳ poner en una copa de vino blanco media cucharadita de romero seco y tomarlo dos veces al día

✳ otras

Agrimonia: Aparte de sus aplicaciones antidiabéticas es un eficaz digestivo contra enfermedades hepáticas.

✳ se ponen a hervir 3 cucharadas de agrimonia en un litro de agua, hervir por 15 minutos, que repose 10 minutos, colar y tomarlo como agua de tiempo por lo menos un mes

✳ otras

Alhova: Tiene efectos parecidos al del aceite de hígado de bacalao, pero es uno de los remedios más eficaces contra la diabetes.

✳ hervir a fuego lento 2 cucharadas de semilla de alhova en 2 o 3 tazas de agua hasta que el volumen se reduzca a la mitad, tomarlo todas las mañanas en ayunas por 9 días continuos, descansar 7 días y tomarlo otros 9, durante 4 periodos

Arándano: Una de las maneras de tomarlo es la siguiente:

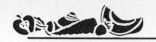

* a un litro de agua se le agregan 5 gramos de arándano, hervir por 5 minutos, colarlo inmediatamente y tomarlo como agua de tiempo

Enebro: Es uno de los medicamentos naturales que estimulan el sistema hormonal, estableciendo un equilibrio adecuado en el funcionamiento general y antidiabético, además estimula las funciones de los Islotes de Langerhas.

Una manera de tomarlo es la siguiente:

* moler 10 bayas de enebro en agua y tomarlas por una semana, suspender una semana y reiniciar, así en 3 ocasiones, comprobar niveles de azúcar en sangre y de acuerdo a los resultados repetir en la misma medida

Eucalipto: Su acción principal está dada por su contenido en tanino (antidiabético), esta acción fue descubierta por Trabut y Faulds.

* se ponen en un litro de agua 3 cucharadas de hojas de eucalipto, se dejan hervir por 10 minutos y que reposen 5 minutos, colar y tomarlo como agua de tiempo

* las hojas hechas polvo, se toman en medio vaso con jugo de limón, dos veces al día por 3 semanas continuas, verificar el nivel de glucosa en sangre

* otras

Geranio Robert: Es eficaz para eliminar la glucosuria (azúcar por orina), y para disminuir la glucosa en sangre.

* 3 cucharadas de geranio en un litro de agua, hervir por 15 minutos, que repose 10 minutos y se toma como agua de tiempo por lo menos un mes

✳ otras

Judías: Las vainas de las judías tienen efectos hipoglucemiantes.

✳ 30 gramos de vainas de judías en un litro con agua, hervir por 10 minutos, que repose por 10 minutos más y tomarlo como agua de tiempo

✳ una cucharada de arándaro, una cucharada de hojas de gayuba, una cucharada de vainas de judía en un litro con agua, hervir por 10 minutos, que repose por 10 minutos, colarlo y tomarlo como agua de tiempo por lo menos un mes

✳ otras

Lampazo: La raíz del lampazo contiene tanino e inulina por lo que tiene efectos hipoglucemiantes, mencionaré algunas combinaciones eficaces:

✳ 40 o 60 gramos de lampazo en un litro de agua, que hierva por 10 minutos, que repose otros 10 minutos, colarla y tomarla como agua de tiempo por lo menos un mes

✳ 15 gramos de lampazo, 40 gramos de jugo de ortiga, 20 gramos de cebada en un litro de agua, hervir por 10 minutos, que repose por 10 minutos, que se enfríe, se le agregan medio vaso de jugo de limón y 40 gramos de jugo de berro y ortigas frescas y se toman 3 o 4 tazas al día

✳ otras

Olivo: Las hojas de olivo tienen efectos hipoglucemiantes.

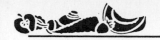

✳ 3 cucharadas de hojas de olivo en un litro con agua, hervir por 10 minutos, que repose 10 minutos, colar y tomarlo como agua de tiempo por lo menos un mes

Ortiga: Una de las maneras de emplearlas es la siguiente:

✳ 4 cucharadas de ortiga fresca en un litro de agua, hervir por 15 minutos, que repose por 5 minutos, colar, agregarle medio vaso de jugo de limón y tomarlo como agua de uso por lo menos un mes

✳ otras

Zarzamora: Contiene también tanino (hipoglucemiante) y es utilizada en los pueblos balcánicos desde hace muchos siglos en el tratamiento de la diabetes.

✳ un litro de agua, 3 cucharadas de zarzamora, hervir por 15 minutos, que repose por 5 minutos, y tomarlo como agua de tiempo

✳ extracto fluido: 30 a 50 gotas antes de cada alimento

Cáñamo común:

✳ el polvo de la semilla (3 cucharadas) en medio vaso de jugo de limón 2 veces al día por lo menos 3 semanas

✳ un litro con agua más 3 cucharadas de cáñamo común por lo menos un mes.

Culen: Disminuye la glucosa en sangre y en orina por lo que es uno de los medicamentos más potentes como anti-diabético.

❋ 3 cucharadas de la raíz de culen en un litro de agua, hervir por 15 minutos, colarlo inmediatamente y tomarlo frío como agua de tiempo por 3 semanas

❋ 2 cucharadas de la hierba seca en medio vaso con agua, diario, por 3 semanas

❋ otras

Endrino: Algunas de las maneras de utilizar este anti-diabético son:

❋ cucharaditas de flores en una taza con agua, hervir por 5 minutos, colarlo, tomarlo 3 veces al día por lo menos 3 semanas continuas

❋ otras

Galega: Esta planta se utiliza principalmente en personas de edad avanzada, pero podemos utilizarla también en pacientes a quienes recientemente se les detectó la enfermedad.

❋ a un litro de agua se le agregan 3 cucharadas de galega, se hierve por 4 minutos, que repose por 2 minutos, se cuela y se toma fría

❋ otras

Nogal: Esta planta es una de las que más resultados ha obtenido en mi práctica contra la diabetes, además de que es muy fácil encontrarla.

* un litro de agua y 3 hojas de nogal, hervir por 5 minutos, reposar por 5 minutos, colar y tomar como agua de tiempo

* otras

Perifollo:

* a una taza con agua se le agrega una cucharada de la semilla, se hierve por 5 minutos, se deja reposar por 5 minutos, y se cuela, se tomarán 2 a 3 tazas por día por lo menos durante un mes

* otras

Pie de León:

* una taza con una cucharada, hervir por 5 minutos, reposar por 5 minutos, y colar, 2 o 3 tazas por día por lo menos durante un mes

Vara de Oro:

* una cucharada sopera en una taza con agua, hervir por 3 minutos y reposar por 2 minutos, en casos crónicos se tomarán 2 tazas al día y en los casos agudos cada 2 horas una taza (se utilizarán hojas y raíces)

* en tintura de la planta 10 o 60 gotas diarias

* otras

Piñuela:

※ 2 cucharadas de la planta en un litro con agua, hervir por 10 minutos, que repose por 10 minutos, colar y tomar como agua de uso por lo menos un mes

※ otras

Matarique: Una de las muchas aplicaciones de esta planta es la antidiabética, pero debemos tener cuidado ya que tiene efectos a nivel cardiaco y puede resultar contraproducente si no es recetada por una persona que tome en cuenta lo anterior.

※ una de las aplicaciones es la siguiente: en un litro con agua agregar 2 cucharadas de esta planta, hervir por 5 minutos, reposar por 5 minutos, y colar, tomar como agua de tiempo, por lo menos un mes

※ otras

Rapachingo: Contiene inulina, además de ser un excelente tonificante general.

※ se recomienda consumirlo crudo en ensaladas

※ 30 gramos de las hojas y el tallo en un litro con agua, hervir por 10 minutos, que repose por 3 minutos, colar y tomar como agua de tiempo

※ otras

Cardo: Contiene también inulina, es además excelente digestivo, despeja vías biliares y alcaliniza el estómago.

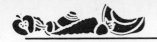

* consumir crudo en ensaladas

* 40 gramos de éste en un litro de agua, hervir por 10 minutos, reposar por 3 minutos, colar y tomar como agua de tiempo

* del extracto fluido consumir 30 gotas después de cada alimento por lo menos durante 3 meses continuos

* otras

Alcachofa: Es un excelente antidiabético por las elevadas cantidades de inulina que posee, disminuye la glucosa en sangre y orina de manera muy efectiva.

* lo ideal es consumir el jugo de la alcachofa con un poco de vino blanco en ayunas (una copa) por lo menos durante un mes continuo

* consumirlas en ensaladas crudas que lleven nopal, xoconostle y sábila

* 4 pencas de alcachofas picadas en un litro con agua, hervir por 10 minutos, que repose 3 minutos, colar y tomar como agua de tiempo por lo menos 2 meses continuos

Escozonera: Contiene como elemento de reserva (además de otros) inulina.

* se recomienda la utilización de la raíz cruda en ensaladas como un eficaz antidiabético

Pimienta Acuática: Tiene carácter glucosídico.

❋ 3 cucharadas del jugo de la pimienta acuática con té de nogal a partes iguales por 3 meses continuos, disminuye la glucosa en sangre.

❋ el jugo de ésta en medio vaso con agua (3 cucharadas de jugo), serenado y tomado en ayunas por lo menos 3 semanas continuas

Celedonia: Esta planta reduce los niveles de glucosa en sangre de manera eficaz, aunque no se conocen sus principios. Debe tenerse cuidado en su empleo, ya que es muy tóxica, razón por la cual es importante que sólo sea recetada por un médico

❋ una cucharadita de la raíz de la planta en dos litros con agua, hervir por 3 minutos, y colar inmediatamente, consumir sólo un litro en el transcurso del día, se recomienda su uso por 2 semanas continuas

Centaura Áspera: La virtud mayor de esta planta es disminuir la cantidad de glucosa en sangre y orina de manera excelente, razón por la cual se recomienda su uso.

❋ se toma en infusión: se emplea el tallo, las hojas y las cabezuelas, las cuales se pondrán en una taza (2 cucharadas) y se verterá sobre ellas agua hirviendo, se tapará el recipiente y se dejará que se enfríe, se cuela y se tomarán una taza en ayunas y otra por la tarde, el tiempo de su toma será de acuerdo a los niveles de glucosa en sangre

❋ como extracto fluido: 10 gotas después de cada alimento por lo menos durante 3 semanas continuas y vigilar los niveles de glucosa en sangre.

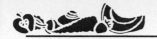

Tronadora: Tiene aplicaciones de tipo antidiabético, se piensa que disminuye principalmente la glucosa en orina, 2 de las muchas maneras de utilizarla son:

* ❋ 3 cucharadas en un litro con agua, hervir por 10 minutos, que repose por 3 minutos, tomarlo por lo menos durante un mes

* ❋ como extracto fluido de esta planta: 30 gotas 3 veces al día

* ❋ otras

Nopal: Esta planta tiene muchas aplicaciones, pero una de las más conocidas es como antidiabético, siempre deberá ser combinado con sábila, xoconostle, tomarlo licuado en jugo de naranja, en ayunas por lo menos durante un mes, descansar un mes y tomarlo otro, en esta forma cuatro ocasiones

* ❋ otras

Coyol:

* ❋ carbonizar las raíces y poner una cucharada de éstas en una taza con agua, mezclar y tomar 2 veces al día por lo menos 3 semanas

* ❋ 2 cucharadas de la planta en un litro con agua, hervir por 10 minutos, que repose por 3 minutos, colar y tomar como agua de tiempo, por lo menos un mes

* ❋ otras

Ortiga: Contiene secretina y es estimulante del páncreas y bilis.

❋ se toma como jugo la ortiga con limón y un grano de sal, 3 veces al día, por lo menos un mes continuo

❋ como infusión: 3 cucharadas en un litro con agua, hervir por 10 minutos, que repose por 3 minutos, colar y tomar como agua de tiempo, por lo menos un mes

❋ otras

Glaucio: Este es uno de los mejores antidiabéticos conocidos, ya que en ocasiones se ha encontrado que aún sin llevar una dieta específica disminuye las concentraciones de glucosa en sangre.

❋ la manera más efectiva de tomarlo es como extracto fluido: 20 gotas 4 veces al día por lo menos durante un mes

Cardo: Esta planta contiene inulina, la cual disminuye de manera considerable la glucosa en sangre.

❋ las hojas se deben comer crudas en ayunas, si es posible combinarlas con nopal, perejil y nabos, sus efectos serán mejores

Alcachofera: Contiene también inulina.

❋ la manera más efectiva de conservar sus virtudes antidiabéticas es consumirla cruda o en jugos, la

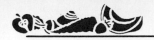

cantidad dependerá del nivel de glucosa en sangre y las dosis variarán de acuerdo a cada paciente

✳ por ejemplo. medio vaso de jugo, 3 veces al día

✳ 10 hojas con limón, 3 veces al día

✳ otras

Escorzonera: Contiene inulina (antidiabético).

✳ en un litro con agua 2 cucharadas de la flor y una cucharada de la raíz picada, hervir por lo menos 15 minutos, que repose 3 minutos, colar y tomar como agua de tiempo por lo menos un mes

✳ otras

Cabezuela: Tiene efectos parecidos a la centura áspera.

✳ utilizarlo en extracto fluido: 20 gotas después de cada alimento por lo menos durante 3 meses

✳ en infusión se pondrán 2 cucharadas de la flor, es aconsejable combinarla con la centura áspera y verter agua hirviendo en la taza, dejar que se enfríe y tomarla 2 veces por día. Es importante en estos casos que la evolución del paciente sea vigilada estrechamente por un médico

Chancarro o Guarumbo: Tiene virtudes antidiabéticas, asmáticas, cardiacas, hepáticas y otras.

✳ poner 2 cucharadas de las hojas picadas en un litro con agua y tomarlas como agua de tiempo por lo menos 3 meses continuos

121

✳ del extracto fluido, tomar 30 gotas después de cada alimento por lo menos durante un mes

Tronadora o Hierba de San Pedro o Hierba de San Nicolás: Se utiliza como antidiabético y se puede combinar con otras plantas para que su efecto sea mayor.

✳ como extracto tomar 40 gotas 3 veces al día por lo menos durante un mes

✳ como infusión se tomarán 40 gramos de la planta en un litro con agua, hervir por 10 minutos, colar y tomarla fría como agua de tiempo por lo menos durante 3 meses continuos

✳ otras

Prodigiosa o Atanasia Amarga o Hierba del Becerro: Es un eficaz antidiabético.

✳ en un litro con agua 3 cucharadas de la planta, hervir por 10 minutos, dejar que se entibie, colar y ya fría se tomará como agua de tiempo por lo menos durante 3 meses continuos

✳ como extracto fluido: 30 gotas 3 veces al día por lo menos 3 meses continuos

✳ otras

TERAPIAS ESPECÍFICAS DE
TRATAMIENTO DE LA DIABETES

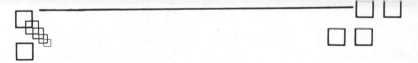

Hidroterapia

El tratamiento naturópata por medio del agua en los diabéticos reviste una importancia capital ya que ésta es primordial en el funcionamiento de todo el organismo.

El agua es un diurético importante y sobre todo es vehículo de cambio, transporte y estímulo para la regeneración celular, además que la circulación se vitaliza e hidrata.

También a nivel de cerebro el líquido vital lo hace funcionar adecuadamente, el sistema glandular se beneficia mucho con el agua, necesaria para transporte de minerales y elementos que lo nutren de manera completa, haciendo que las glándulas cumplan coordinadamente su función lo cual es muy importante en el diabético. Ya que de un correcto funcionamiento glandular depende la producción de insulina en los islotes de Langerhans, pues bien utilizada puede hacer que los pacientes se vuelvan tranquilos, lo que también es muy importante.

Pero ¿cuáles son a mi parecer las principales aplicaciones hidroterapéuticas en los diabéticos?

Iniciaremos con la vía más directa que es la **oral**. En los diabéticos es importante que tomen un litro de agua diario, independientemente de los tés acostumbrados; el agua pura es un estimulante perfecto para los riñones y un barredor de impurezas a nivel general, es un laxante perfecto ya que facilita el funcionamiento intestinal evitando el estreñimiento.

Una segunda vía es la rectal o **lavativas.**

Estas son recomendables en los diabéticos ya que efectúan una limpieza casi completa del intestino grueso, eliminando humores que de quedar más tiempo en el intestino alteran el funcionamiento general de nuestro organismo, ya que estos humores intoxican, provocan dolores de cabeza, etcétera, en lo personal yo recomiendo a los diabéticos la siguiente lavativa.

A 1.5 litros de agua agregar 2 cucharadas de linaza, 2 limones partidos en cruz, una cebolla picada, 5 dientes de ajo, hervir hasta que se consuma medio litro, se deja enfriar, se licua y se cuela, exprimiendo perfectamente todos los ingredientes y así, mezclados el agua y el jugo de dichos ingredientes, se aplica por vía rectal, reteniéndolo por lo menos durante 5 o 10 minutos, y posteriormente se expulsa, 20 minutos después se tomará un licuado antidiabético que consta de los siguientes ingredientes:

* medio nopal

* medio xoconostle

* 3 cm de sábila madre

* 3 hojas de espinacas

* el jugo de 3 limones

Licuar perfectamente todos los ingredientes y se toma sin colar. Lo anterior por lo menos 2 veces por semana y veremos que los niveles de azúcar en sangre disminuirán de manera considerable.

Una tercera forma de utilizar el agua es la **cutánea** o **externa.** Por medio de ella se estimulará el funcionamiento

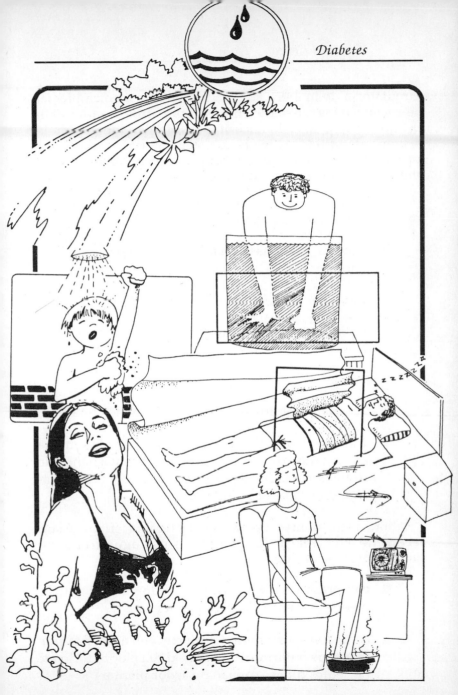

circulatorio de manera adecuada, con esta técnica hídrica se encauzan los nutrientes necesarios a otros órganos de la economía que más lo necesitan; estimula, sobre todo el sistema glandular. Además, el sistema nervioso que resulta muy lastimado en los diabéticos es beneficiado, al aumentar la cantidad de nutrientes a éste.

Algunas maneras que a mi parecer y experiencia recomiendo a los diabéticos son:

* por las mañanas: lavados de cuerpo completo, fríos

* todas las tardes baños de brazos fríos

* todas las noches lavados de pies de 1 o 2 minutos, fríos

Por semana:

* aplicar 2 envolturas cortas por lo menos una hora

* 2 medios baños de media hora una vez a la semana en el mismo día, de agua fresca o fría y 2 baños de rodillas hacia abajo con agua fría con una duración de 10 minutos cada uno.

Ahora bien, dentro de la misma terapia cutánea son recomendables aplicar las compresas con agua fría o caliente según sea el caso:

* compresa con agua fría en abdomen de por lo menos una hora, 3 veces por semana

* compresas a manera de calcetín con agua fría por lo menos 5 minutos, 3 veces al día (sobre todo en pacientes que se quejan de ardor plantar)

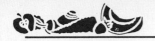

✳ compresas en muslos de 10 minutos, de duración diario (indicado en pacientes que padecen de sensación de pesantez en miembros inferiores)

✳ compresas de agua helada en frente y parte posterior de cabeza de por lo menos 20 minutos, 2 veces por día, cambiándolas cada 54 minutos (sobre todo indicado a pacientes con presión alta y alteraciones en la coordinación de movimientos, insomnio y nervios)

✳ compresas en pecho y espalda de por lo menos 10 minutos, frías (indicadas en pacientes con dolores precordiales, bronquitis y neuritis toráxica)

✳ compresas en brazos por 20 minutos diarios con cambio cada 5 minutos (indicadas en pacientes con alteraciones de memoria, alteraciones circulatorias a nivel de brazos)

Otros métodos son baños de asiento

Estos son recomendables por lo menos una vez al día y de una duración aproximada de 20 minutos, disminuyen la congestión pélvica y aumentan la energía vital de nuestro cuerpo, estimulando el sistema hormonal, retardan los periodos de envejecimiento y fortalecen el sistema glandular haciendo que todo nuestro organismo esté en equilibrio.

Las fricciones son muy recomendables.

Una manera que yo recomiendo en los pacientes diabéticos es la siguiente:

❋ durante 30 días por las mañanas se dará una fricción en todo el cuerpo con agua helada, procurando que siempre sea a la misma hora, deberá hacerse con una toalla áspera siguiendo los meridianos|de energía, es decir, de los pies hacia la cintura para confluir en el ombligo, luego de la cabeza hacia abajo y también que confluyan en el ombligo, deberán tener una duración mínima de 15 minutos, posteriormente envolverse en una sábana seca y una cobija por 10 minutos y finalmente un duchazo de agua fría.

Dentro de mi experiencia como médico naturista he visto infinidad de casos de diabetes y puedo asegurarles que la hidroterapia juega un papel fundamental en la curación de la enfermedad, solamente he mencionado algunos (muy pocos) métodos hidroterapéuticos, pero que realmente les van a servir con sus pacientes o familiares diabéticos, ojalá sean el estímulo para que ustedes investiguen por su cuenta y descubran su efectividad.

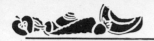

Barrotorapia

La aplicación del barro como elemento natural de curación no sólo en caso de diabetes sino en cualquier enfermedad tiene una historia muy larga ya que desde tiempos inmemoriales ha sido utilizado en todas las civilizaciones actualmente conocidas siendo comprobada su efectividad.

Lo encontramos mencionado, por citar algunos textos, en la Biblia, Códice Badiano, en muchos libros de Avicena, Khune, Lezaeta, etcétera. En la actualidad goza de excelente fama como curador de enfermedades internas y externas, ya que su utilización puede ser muy variada.

En cuanto a diabetes, el barro juega un papel importante en su curación, ya que por medio de éste se podrán tratar desde la lesión inicial de páncreas, hasta todas y cada una de sus complicaciones.

¿Pero cuáles podrían ser las aplicaciones del barro en los diabéticos? Bien, mencionaré el tratamiento de las más importantes, pero decir que son todas sería un tanto jactancioso de mi parte ya que en medicina los tratamientos variarán de acuerdo a cada paciente, según el adagio médico muy conocido: **"No hay enfermedades, sino enfermos"**, adelante pues con los tratamientos, en este caso sólo de la diabetes, por medio del barro:

Aplicación de cataplasma de barro en abdomen toda la noche

Se amasará suficiente barro con agua de manzanilla, hielo y sal, se aplicará en el abdomen, los tiempos serán siempre por lo menos 3 horas diarias, 2 meses continuos.

Los efectos de esta cataplasma son muy variados, en primer lugar actuará como antiinflamatorio de vísceras abdominales (hígado, páncreas, glándulas suprarrenales), estimulará también la diuresis renal, la secreción gástrica, será en cantidades adecuadas y disminuirá la acidez de los jugos gástricos contribuyendo a descongestionar el abdomen.

En el intestino delgado aumenta el tránsito intestinal siendo un factor importante para la desaparición del estreñimiento, en general va a descongestionar mejorando la cantidad de sangre necesaria para un buen funcionamiento orgánico.

Siempre será oportuno señalar que dichas cataplasmas, sobre todo en los diabéticos, tienen una efectividad mayor cuando son aplicadas frías, a pesar de todos los inconvenientes que esto representa.

Aplicación de cataplasma de barro en miembros inferiores

La aplicación de barro en forma de botas en las piernas es muy útil como tratamiento de complicaciones circulatorias tan comunes en los diabéticos y que generalmente lo menos que causan es la aparición de una reuropatía diabética, pero en muchas ocasiones la complicación más temida por el médico es la necrobiosis diabética (gangrena) que generalmente lleva al paciente a la amputación de su miembro con las consecuencias que entraña esta cirugía, pues al realizarse el paciente se deprime acentuando la enfermedad y muchas veces provocando un desenlace fatal.

La aplicación de esta cataplasma aumenta la vascularización (la cantidad) de sangre a miembros inferiores, y sobre todo va a tonificar las arterias y venas de estos, pues

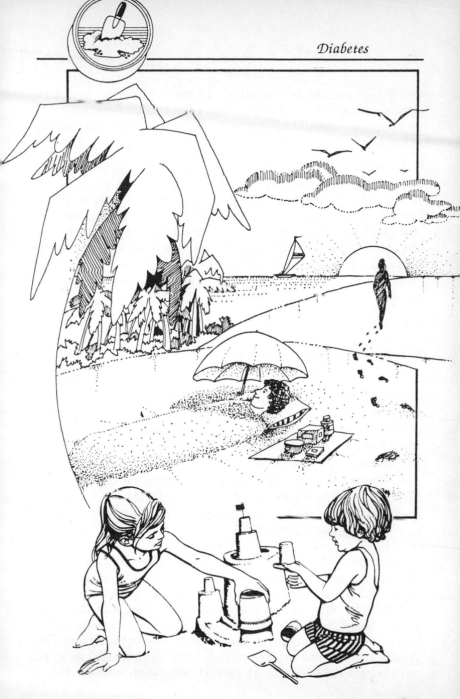

es bien conocida la cantidad de minerales que el barro contiene y también las propiedades radiactivas que aumentan su capacidad curativa sobre todo de miembros inferiores.

La manera de aplicarlo es la siguiente: Se amasará barro suficiente con té de árnica y sal fríos, se extenderá sobre un lienzo (el espesor de la cataplasma será de por lo menos 2 centímetros), y se cubrirá la totalidad de la pierna que se quiera tratar, se dejará de preferencia toda la noche. Siempre antes de colocar el barro, la pierna deberá permanecer elevada unos 30 centímetros con el paciente acostado y posteriormente sin bajar las piernas se aplicará dicha cataplasma.

Cataplasma de barro en cráneo

Las indicaciones de ésta son muy precisas, ya que en muchas ocasiones el paciente diabético se queja de dolores de cabeza frecuentes, además de una sensación de congestión muy intensa, insomnios, alteraciones en la conducta, depresiones y congestión a nivel cerebral lo que motiva un mal funcionamiento general (pues recordemos que todo nuestro organismo responde a los estímulos del cerebro que al mandar órdenes equivocadas los órganos de toda nuestra economía fallan).

La manera de aplicar la cataplasma de barro en cráneo será muy sencilla: se amasará el barro con sal y agua simple lo más fría posible, ya hecha la cataplasma de barro se extenderá sobre una gasa desdoblada (lo más delgada posible) dándole un espesor de por lo menos 3 centímetros ya que en caso contrario no tendrá los efectos buscados, posteriormente se mojará el pelo con agua tibia y se aplicará la cataplasma de barro en todo el cráneo, como si fuera

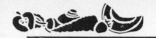

un casco de soldado, la duración dependerá del estado del paciente, pero yo le recomiendo que por lo menos sea de una hora al día o máximo 2 veces durante el día. Los efectos benéficos de esta cataplasma se verán por lo menos después de 15 días continuos de aplicación de los emplastos. La aplicación diaria de una hora deberá ser por un mes continuo.

Aplicación de cataplasma de barro en ojos

La aplicación de cataplasma de barro en párpados tiene un empleo muy importante en los diabéticos que sufren una retinopatía y en los que están en riesgo de padecerla. La aplicación de barro previene hemorragias vítreas muy comunes en estos enfermos, formación de vasos en ojos, y retinopatías oculares, además aumenta la capacidad de drenaje de los ojos, y la cantidad de sangre que llegue a éstos, mejorando de manera muy importante la visibilidad, previniendo posibles complicaciones, y contribuyendo a curar muchas enfermedades de los ojos, propiciadas por la diabetes.

Además de tener un efecto de "barrer" con hongos y bacterias que comúnmente contaminan estas áreas de la piel y que fácilmente causan complicaciones en los diabéticos.

Aplicación de cataplasma de barro en área renal

Los riñones juegan un papel fundamental en la vida de cualquier persona y son los que principalmente se dañan en los pacientes diabéticos que pueden padecer desde infecciones leves en vías urinarias hasta enfermedades crónicas como pielonefritis o glomerulonefritis y al final el paciente caerá en insuficiencia renal que desemboca en enfermedades hipertensivas, infartos cardíacos o pulmonares, etcétera. Todo esto es sólo un repaso muy rápido a las complicaciones renales que desgraciadamente son más frecuentes en la actualidad.

La manera más adecuada de utilizar la cataplasma de barro en áreas renales es la siguiente:

❋ se amasará el barro con agua de árnica y cola de caballo tibia, se aplicará en áreas renales por lo menos 3 horas diarias durante 2 meses continuos.

De esta manera se desinflamarán los riñones y la carga uréica disminuirá de manera considerable.

Baños de barro

Estos baños son los más completos en las terapias de barro, ya que el cuerpo entero recibe toda la energía curativa del barro, por consiguiente estará en equilibrio de producción hormonal y en general de todo el organismo siendo un factor esencial en la curación de la diabetes.

La manera de efectuarlo será la siguiente:

❋ se hará un hoyo en la tierra de aproximadamente 70 cm de profundidad y lo suficientemente ancho y largo para que lo ocupe el paciente, se vertirá agua de árnica, cola de caballo y manzanilla, así como 200 ml de vinagre de aguardiente, deberá ser en primer lugar caliente para que los poros se abran y se permanecerá en él por lo menos 30

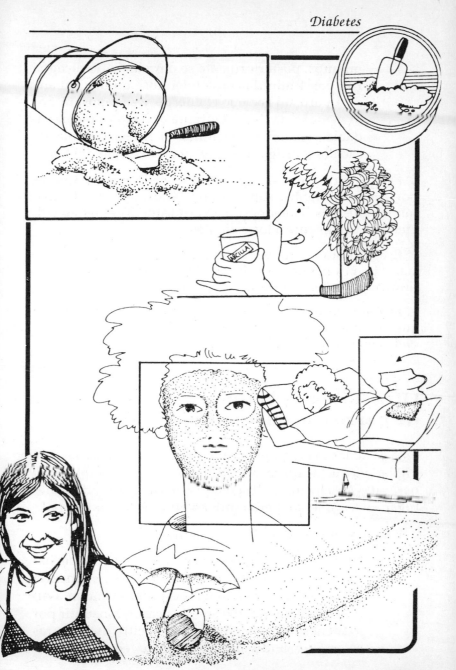

minutos, posteriormente se dará un baño de agua fría por 4 minutos envolviéndose en una sábana seca pero sin secarse el cuerpo y se reposará por lo menos una hora. Durante el baño es recomendable consumir una infusión hecha de cola de caballo y ortiga para potenciar el efecto del baño.

Este tipo de baño será realizado por lo menos 3 veces por semana durante 3 semanas, posteriormente se efectuarán los mismos baños pero fríos durante 3 semanas volviendo nuevamente a los calientes.

Esto durante 3 meses continuos y posteriormente de acuerdo a exámenes de laboratorio se estudiará si se continúan y si se realizan con más o menos frecuencia.

Es muy efectivo realizar este tipo de baños de barro ya que el tratamiento es absolutamente integral siendo uno de los más recomendables.

Otra forma es la toma de barro o arcilla por vía oral

Esta es de las más recomendables pero la que más se debe vigilar, ya que de no hacerlo así podría haber complicaciones, pues su consumo excesivo puede provocar en primer lugar estreñimiento, pero también obstrucción intestinal.

Una manera de tomarlo es la siguiente:

✳ en una taza de agua tibia se agrega media cucharadita de arcilla de preferencia verde, se mezcla perfectamente y se toma, de preferencia en ayunas, es recomendable en estos casos consumir por lo menos litro y medio de jugos cítricos mientras se esté tomando arcilla. Es eficaz en cuadros de

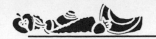

Diabetes

colitis, gastritis, estreñimiento o neuritis digestivas que generalmente acompañan y complican a
la diabetes.

Los baños de pie con arcilla, revitalizan el sistema veno-
so y arterial de retorno que está en los pies sobre todo en
la punta de los dedos, se hace de manera muy sencilla:

✳ se pondrá un recipiente lo suficientemente amplio
y profundo para que quepan comodamente los
pies.

✳ se agrega suficiente agua hasta que cubra la parte
media de la pierna, se agregan cantidades sufi-
cientes de barro hasta que quede una mezcla y se
introducen los pies, deberán hacerse movimientos
de estiramiento de los pies y sobre todo de los
dedos, el tiempo de duración de este baño será de
por lo menos 30 minutos, al final se enjuagarán los
pies con agua de árnica fría, se secarán y se dará
una frotación intensa con alcohol alcanforado, se
aplicará una franela, dejándolos en alto por lo
menos 30 minutos, y al final bajarlos y dormirse,
por lo que se recomienda hacer dichos baños durante la noche antes de acostarse.

Estos tienen una eficacia en úlceras, dolores de pie, ardor
plantar, polineuritus diabética, falta de circulación, frío en
los pies con entumecimiento, pesadez, etc.

Lo anterior es a mi parecer y juicio médico el empleo más
sencillo y mejor del barro en la diabetes, esperando que
haya sido lo suficientemente explícito y se aplique de
manera adecuada para una mejor evolución de esta enfermedad tan frecuente e **invalidamente**.

137

Helioterapia

La helioterapia es la utilización de los rayos solares como elementos curativos, y sobre todo en diabéticos tienen una especial indicación.

Los rayos solares tienen un efecto especial sobre el aprovechamiento de los diferentes nutrientes (vitaminas, minerales, enzimas, carbohidratos, grasas, proteínas, etcétera), pero sobre todo en el gran laboratorio que procesa todos los elementos que transitan dentro de nuestro organismo para hacerlos útiles eliminar los indeseables, también fijar muchos elementos que sin su participación no lo podrían hacer; este gran laboratorio al que me refiero es el hígado.

Los rayos solares estimulan su funcionamiento de manera adecuada, y sobre todo aumentan la captación de calcio, proteínas, vitaminas A, D, E, K, P, y todo el complejo B. Tiene una especial importancia en la fijación de la vitamina C, siendo este un elemento que previene descalcificaciones, y sobre todo retrasa el envejecimiento celular, el corporal, manteniendo la función hormonal por más tiempo, en las personas adultas en la que ya su producción hormonal es mínima, prolongando la vida y sobre todo la calidad de ésta.

En el caso de los diabéticos estos efectos adquieren una importancia tal que si utilizáramos la vitamina C de manera adecuada, las complicaciones propias de la diabetes serían muy raras, además si la utilizáramos con fines preventivos esta enfermedad sería muy rara, pero para esto no sólo es necesario el consumir la vitamina C, sino es necesario la utilización de la helioterapia para su buena asimilación.

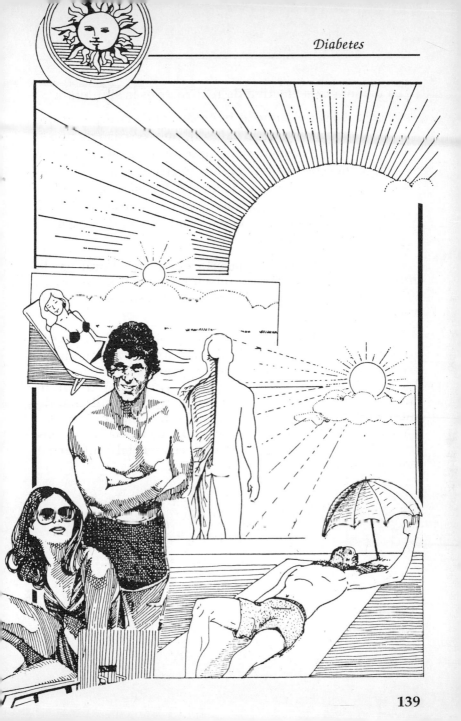

La manera más efectiva de realizarse es la siguiente:

✳ debe ser el famoso **baño de sol de cuerpo entero (a excepción de la cabeza),** pues en caso de que la cabeza también sea expuesta a rayos solares se congestionará el cerebro obstruyendo la función corporal. Siempre deberá realizarse desnudo y el tiempo será de por lo menos 30 minutos diarios, los horarios más recomendables son de 10 a 12 y de 17 a 18 horas.

En caso de no poder hacerlo en dichos horarios, lo importante es realizarlo y los efectos serán parecidos en un 80%, sobre todo en los aspectos preventivos de esta enfermedad.

Utilizar la helioterapia en el tratamiento de la diabetes brinda seguridad que de tener una nutrición adecuada en primer lugar los medicamentos y nutrientes serán empleados por el organismo de manera adecuada tanto en su función alimenticia como en la medicamentosa, además de que facilitará la función pancreática, disminuirá la inflamación de dicho órgano y sobre todo regenerará las células productoras de insulina por lo cual es esencial como arma terapéutica contra la diabetes.

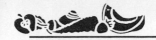

Importancia de la realización del ejercicio en los tratamientos para los diabéticos

El ejercicio es vital para cualquier forma de tratamiento ya que por medio de éste aumentarán las cantidades de sangre a nivel de todos los órganos de nuestra economía, aumentarán la flexibilidad de los músculos, pero desde un punto de vista fisiológico la función del ejercicio es vital, ya que por medio de éste se estimulará el movimiento de azúcares que están en reposo en los músculos y circulando por sangre produciendo las lesiones típicas de la diabetes sobre todo a nivel de vasos, al hacer circular esta glucosa y al aumentar la temperatura corporal, el ejercicio ayudará a eliminar calorías, glucosa y toxinas de los diabéticos de manera eficaz actuando como un verdadero torrente de energía curativa que influirá en todo el cuerpo disminuyendo de manera considerable la glucosa en sangre y por lo consiguiente la carga para el organismo será mucho menor, así que en lugar de estar todo el día sin hacer ejercicio, sedentarios, hagamos ejercicio, siempre debemos evitar el sedentarismo; el ejercicio libera a las células de los elementos de desechos de manera más rápida y eficaz, elimina energía negativa acumulada, en el tratamiento de tipo humoral (Hipócrates) es excelente, ya que los humores negros los vuelve blancos al eliminar sustancias tóxicas de desechos que el organismo obtiene en la asimilación y aprovechamiento de los alimentos, verdaderos venenos contra nuestro cuerpo.

141

El ejercicio estimulará a nuestro organismo para obtener el alimento primario y esencial para su real funcionamiento: el **oxígeno,** pues como lo he mencionado en otros capítulos, éste es necesario para la vida celular, si éste falta la muerte de la célula es inmediata, todos los sistemas lo necesitan de manera urgente, para poder realizar sus funciones, pues el hombre puede estar en ayuno 10 o 20 días y sólo alimentarse de agua o líquidos, pero no puede estar sin respirar porque moriría inmediatamente, el ejercicio hace que entren torrentes de oxígeno a nuestro cuerpo; verdadero manantial de salud ya que revitaliza a todas las células y los nutrientes se asimilan de manera adecuada; se ha encontrado que en lugares donde las concentraciones de oxígeno son mayores los procesos de oxidación se llevan a cabo de manera correcta evitando el envejecimiento prematuro de las células en general, pero principalmente las nerviosas que son las encargadas de regular precisamente la totalidad de sistemas en nuestro organismo.

Podríamos escribir más sobre los efectos benéficos del ejercicio en la salud de los diabéticos, pero creo que lo más recomendable es saber cuáles son los más efectivos.

Mencionaré solamente los que a mi juicio son más importantes:

Caminar y correr

El caminar o el correr dependerá de la edad del paciente y de sus condiciones generales, así por ejemplo:

* pacientes menores de 30 años: en éstos es recomendable caminar y correr por lo menos 30 minutos diarios, excepto los que padecen

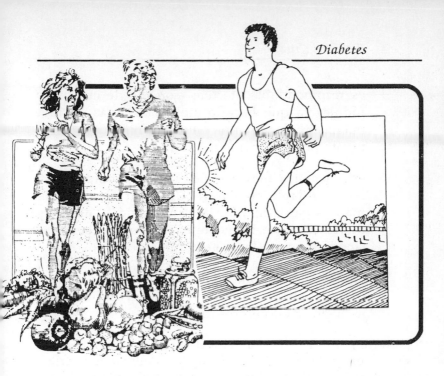

complicaciones de la diabetes (hipertensos, cardiópatas, insuficientes renales, etcétera)

❋ también es recomendable nadar por lo menos 30 minutos, cada tercer día

❋ aprender y practicar yoga: con estos ejercicios, además de efectuar calentamientos a nivel general, se adquiere un control mental de primera, regulando las secreciones corporales, ya que esta disciplina tiene ejercicios especiales que actúan como reguladores hormonales

❋ saltar la cuerda por lo menos durante 15 minutos diarios

❋ aerobics: la duración de éstos será de por lo menos 20 minutos diarios siempre considerando que sean de bajo impacto

✳ es recomendable efectuar ejercicio de cualquier índole, ya que hacerlo motiva, además de una buena circulación, una salud que ningún medicamento por fuerte que sea logrará

✳ en pacientes mayores de 30 años siempre será recomendable comenzar a realizar ejercicio de manera paulatina, iniciar caminando 10 minutos diarios y posteriormente ir aumentado la duración hasta completar 30 minutos

✳ los ejercicios recomendables en personas mayores es precisamente caminar 30 minutos diarios o por lo menos 2 kilómetros diarios

Efectuar otro tipo de ejercicios siempre deberá realizarse bajo supervisión médica pues en caso contrario podrían presentarse complicaciones que ponen en riesgo la vida del paciente.

Ojalá el despertar de la conciencia para valorar su salud sea de las joyas más valiosas que se puedan tener en la vida, ya que la salud en el ser humano es necesaria para que pueda desarrollar las facultades superiores que posee y sea capaz de engrandecerse como lo ha hecho a través de los siglos y aventajar el portento logrado hasta el día de hoy, pero para esto siempre será necesario tener en cuenta el viejo adagio:

"Mente sana en cuerpo sano"

CONSIDERACIONES GENERALES

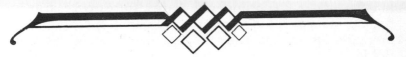

Bien, creo que este ensayo sobre tratamientos de la diabetes debe cumplir una función básica dentro del conocimiento de la misma pero no para que nos conformemos, ya que la diabetes es una enfermedad que por su elevada incidencia va siendo cada vez más conocida, pero desgraciadamente su tratamiento se ha ido oscureciendo paulatinamente, sólo la visión de la medicina natural va a adquirir importancia mayor, todos tendrán que aceptar que la alimentación juega una parte fundamental, que corrigiendo hábitos mal aprendidos y vicios alimenticios la aparición de enfermedades será menor y las que se hereden poco a poco irán desapareciendo de la información genética de la humanidad.

Por eso todos aquellos que tengan familiares con esta terrible enfermedad deben y tienen la obligación de estudiarla a fondo, para que en primer lugar ellos mismos no la padezcan y en segundo tratar de manera adecuada a los enfermos y hacerles entender que su enfermedad no tan sólo debe recibir un tratamiento medicamentoso, sino que la alimentación es básica para una buena perspectiva de vida, y que la vida toma el giro que todos y cada uno de nosotros quiere.

La diabetes es una enfermedad en la cual el paciente tiene responsabilidad directa de su manejo, debe estar consciente de que cualquier fallo en su alimentación lo llevará a sufrir las consecuencias y que él mismo determinará su estado de salud o enfermedad.

El paciente en primer lugar tiene que comprenderla para poder luchar contra ella, encontrar cuáles son sus puntos débiles, atacarla precisamente en éstos y derrotarla de manera eficaz y contundente. Para esto es necesario un balance adecuado de alimentos, de energías corporales y mentales, de energía y alegría de vivir, de manejo adecuado de nuestra vida, e incluso de nuestros odios y pasiones los cuales debemos encaminar para que no nos dañen más de lo que lo hacen normalmente.

Debemos ser mesurados en el comer, el vestir, el vivir, el gozar de la vida, pero sobre todo vigilar el aspecto espiritual, ya que el médico que todos llevamos dentro de nuestro corazón producirá los medicamentos adecuados para la total recuperación de nuestra salud.

Si trabaja en oficina siempre dese un descanso, camine y levante las piernas, utilice las escaleras en lugar de elevador, bájese del autobús unas cuadras antes de llegar a su casa, no utilice el auto cuando vaya a lugares cercanos a su domicilio, camine, siempre el ejercicio al empezar debe ser ligero, cuide de manera constante su peso pues recuerde que la obesidad es el factor principal en la aparición de la diabetes, siempre cuide su salud, cuando aparezcan infecciones por mínimas que sean (uñas, genitales, ojos, uñas enterradas, etcétera) deben ser atendidas de manera adecuada, el cuidado de su piel deberá ser muy estricto, pues ¿cuántos miembros inferiores han sido amputados por una infección mal cuidada? Báñese diariamente, evite rasguños, pinchazos, maneje con cuidado sus manos al efectuar trabajos que puedan causar heridas (utilice guantes de preferencia), consulte a su dentista de manera continua ya que la dentadura es una de las primeras en perderse en los diabéticos, siempre utilice cepillos duros y masajee sus encías con aceite de germen de trigo, posteriormente dar masajes con el mismo cepillo por lo menos durante 10 minutos diarios, verá cómo su dentadura la seguirá con-

servando durante mucho tiempo, debe tener cuidado con
sus pies, ya que la circulación en los diabéticos es dismi-
nuida, razón por la cual, la nutrición de los pies también y
los vasos y nervios están afectados por lo que son frecuentes los casos de necrobiosos (gangrena), por esto se debe
tener cuidado con las infecciones en los dedos y sobre todo
al cortarse las uñas, ya que los pacientes por tener alteraciones circulatorias padecen de una disminución de la
sensibilidad y se llegan a provocar heridas que no sienten,
éstas se infectan y al final terminan con la amputación de
toda la pierna, recomiendo lo siguiente:

Se deben examinar perfectamente los pies, antes de lavarlos, el paciente deberá meterlos en un recipiente con
agua de árnica caliente por 10 minutos, lavarlos delicadamente con jabón, secarlos perfectamente y aplicarles lano-
lina o vaselina para evitar que se resequen o se agrieten,
nunca utilizar zapatos ajustados, utilizar calcetines sin
resorte, no cortar las uñas sino limarlas delicadamente,
siempre se deberá tener en cuenta que los pacientes diabéticos sentirán frío y muchos de ellos utilizan bolsas con agua
caliente, aparatos eléctricos que llegan a causar lesiones,
por eso es recomendable que los pacientes se den masajes
con aceite de germen de trigo y alcohol tibios, posteriormente aplicar franelas calientes, de esta manera las posibilidades de causarse una lesión son mínimas, no caminar
descalzo ya que fácilmente se lesionan los pies o se sufren
cortaduras sin sentir. Todas las mañanas, así como revisa-
mos por ejemplo nuestra expresión, peinado, vestido, etc.,
debemos revisar nuestros pies, y si notamos cambios de
color, heridas, infecciones o incluso mal olor debemos
acudir con el médico para recibir el tratamiento adecuado,
recuerde que éstos son su medio de transporte personal y
que si los pierde no llegará a su destino, "mucho cuidado".

Es muy importante que las personas que padecen esta
enfermedad siempre lleven consigo una identificación

mencionando que son diabéticos para evitar confusiones, ya que pueden sufrir periodos de elevación de la glucosa sanguínea que les llegue a ocasionar un coma diabético que a veces si no se conocen sus síntomas las personas en la calle pueden pensar que el paciente está ebrio pues los síntomas son: vértigo, mareos, náuseas, visión borrosa, temblor, etc., y muchos pacientes han tenido decesos por equivocación, siempre deberán realizarse exámenes sanguíneos para determinar los niveles adecuados y evitar las complicaciones propias de la enfermedad.

Los famosos autoexámenes que usted puede realizar en su casa con cintas o tiras reactivas demostrarán la presencia de acetonas, glucosa u otras sustancias en orina que normalmente no deben encontrarse y en caso de ser positivas nos indica que están elevadas en sangre. Otra prueba es la determinación de glucosa capilar por medio de punción en las puntas de los dedos, la gota de sangre obtenida se aplica en tiras reactivas, en el mismo tubo en donde vienen éstas hay colores que marcan los niveles aproximados de glucosa en sangre. Es importante tomar en consideración que ambas pruebas nos darán una idea aproximada de la cantidad de glucosa en sangre, pero lo mejor es acudir con el médico a revisiones periódicas para un control adecuado.

Mencionaré algunas normas mínimas a seguir en los dos autoexámenes.

Examen de glucosa en orina

Mencionaremos:

❏ primero orine

❏ segundo, tome un vaso con agua

❏ media hora después orine en un recipiente perfectamente limpio, de preferencia de cristal

❏ introduzca la tira reactiva y de acuerdo a la coloración; compárela con los parámetros que marque la caja en

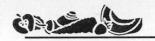

donde vienen las tiras, así encontrará la cifra que tiene de glucosa en orina.

Es importante destacar dos factores para que los resultados no sean falsos:

❐ la primera es que el frasco esté perfectamente limpio

❐ y la segunda que siempre deberá ser la segunda orina, pues en caso de que no sea así los resultados pueden ser falsos

❐ En el caso de prueba de glucosa en sangre:

❐ deberán lavarse perfectamente las manos con agua y jabón

❐ limpiar perfectamente el pulpejo elegido con un algodón con alcohol, hecho esto, apretar el dedo durante 10 segundos unos 2 cm. por abajo de la punta y con una lanceta nueva (nunca reutilizar lancetas pues pueden estar contaminadas y provocar infecciones o transmitir enfermedades, ejemplo: sida, hepatitis, etc., pinchar la cara externa del pulpejo del dedo escogido, apretar hasta que salga una gota de sangre, ésta se colocará en el extremo de la tirilla reactiva, se esperará un minuto y se lavará con un chorro uniforme de agua fría, realizado lo anterior se comparará con los colores que vienen en el frasco de las tiras y se anotará el resultado.

Es recomendable llevar una gráfica con los resultados obtenidos, que nos dará idea aproximada de los niveles mantenidos de glucosa en sangre y de esta manera conocer realmente la evolución de nuestra enfermedad en periodos largos, o una seguridad de que realmente estamos bien.

Se recomienda que los exámenes de orina se lleven a cabo diariamente y los de sangre una vez por semana.

Creo que esto es algo de lo que puedo comentar en este pequeño libro y las consideraciones generales que podemos hacer es que se vigilen cuidadosamente los ojos, dientes, encías, infecciones urinarias, infecciones vaginales, moretones en piernas; en los pies cuidar dolor, piel seca, manchas blancas o pálidas, ampollas, poca sensibilidad (entumecido, hormigueo), heridas, cortadas, uñas enterradas, talones partidos, callosidades dolorosas, etcétera.

Recuerden que la dieta, medicamentos y peso son muy importantes para llevar de manera adecuada el tratamiento y que la evolución sea la correcta, ojalá el gusanito de la inquietud les haga investigar no solamente sobre la diabetes sino sobre cualquier enfermedad y que el conocimiento de éstas les ayudará a comprender en primer lugar la enfermedad, en segundo lugar establecer los tratamientos necesarios y curarse, sí curarse porque cuando éstas son descubiertas tempranamente es más fácil su manejo y las temidas complicaciones no aparecen tan pronto ni tan agresivas, por eso amigos vamos a cuidar lo que Dios, la naturaleza y la herencia nos ha dado pero vamos ha cuidarlo verdaderamente como lo que es:

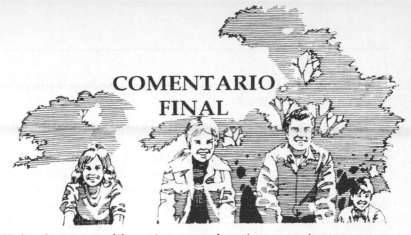

COMENTARIO FINAL

El finalizar este libro tiene muchos inconvenientes, pues siempre pensaremos que algo se olvidó o que creemos que se olvidó, ya que esta enfermedad ha sido estudiada profundamente, y sobre todo ya el criterio médico está encaminado a buscar circunstancias no sólo de tipo genético u otro, sino fundamentalmente en la alimentación la causa de su aparición de actuar como disparadora de la misma.

Debemos pensar que precisamente la enfermedad se ha convertido en un flagelo para la humanidad y que nunca como ahora estamos más expuestos a padecerla, precisamente por el tipo de alimentación que está de moda y que si no es corregida llevará a la destrucción de la humanidad pero de manera paulatina y dolorosa, creo que nuestra vida es demasiado valiosa, demasiado necesaria en todos los aspectos y que además por ser seres pensantes tenemos la obligación de preservar y aumentar nuestras perspectivas de vida, pero no sólo en número de años, sino en calidad de vida para así hacer que todas las funciones de nuestra existencia sean más placenteras y sobre todo hacerla más fácil y atractiva.

Siempre ha sido conocido que para poder curar cualquier enfermedad es necesario llegar a la causa que la está determinando, en este caso encontramos que la nutrición juega un papel fundamental y si lo asociamos a los factores genéticos veremos que fácilmente aparecerá, ya que los factores, genéticos por sí solos, en muy poca proporción llegan a desencadenarla.

Ahora bien, también depende del grado de susceptibilidad del paciente tanto en los aspectos constitucionales como en los espirituales y mentales ya que una persona que tiene una salud mental adecuada enfrentará cualquier enfermedad con la energía y decisión óptimas venciéndola necesariamente, eliminándola rápidamente con un tratamiento correcto.

Es importante destacar que cualquier tratamiento requiere de la cooperación del paciente, de una fe ciega, de unas ganas y ansias, sí ansias, de curarse y sobre todo de una disciplina férrea que en caso de no tener, podemos asegurar que la enfermedad triunfará sobre la salud. Lo que siempre repito en todos los lugares en donde se me invita a participar (radio, televisión o pláticas en público, así como en periódicos y revistas):

"La diabetes es un asesino silencioso"

Siempre el diabético debe tener un espíritu de triunfador, una elevada moral, y sobre todo un deseo ferviente de salir adelante, logrará lo que todos y cada uno de nosotros desea, si flaquea los resultados serán la aparición de las complicaciones que la hacen más temible que muchos otros padecimientos, ya que la diabetes no es una enfermedad sino un conjunto de enfermedades que atacan a nuestro organismo en su totalidad como una verdadera plaga asesina.

La naturaleza nos brinda la opción de que por medio de ella misma sanemos y tonifiquemos nuestro cuerpo, que eliminemos de manera definitiva esta enfermedad y que

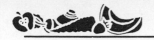

salvemos nuestro cuerpo de esta terrible condición de indefensión.

Eliminemos pues de una vez por todas los alimentos que sabemos que nos perjudican, tengamos la suficiente fuerza de voluntad para rechazar, esos platos que son "sabrosos" pero que hacen que las personas que los consumen tengan propensión a desarrollar la enfermedad con todas sus consecuencias, creo que la vida es hermosa y merece vivirse, pero vivir sano y libre de toda preocupación, para esto es necesario tener la suficiente fuerza de voluntad y renunciar a estos venenos alimenticios y que cualquier reparo a esta alimentación vegetariana sana, la misma naturaleza nos lo cobrará de manera temprana o tardía pero siempre terriblemente cruel.

La alimentación juega un papel importantísimo en la curación de esta enfermedad ya asociada a terapéuticas tan importantes como son la geoterapia, helioterapia, hidroterapia, así como a la fitoterapia (la utilización de plantas con efectos medicamentosos), y es necesario darle la seriedad que requiere, estudiar cada caso de enfermedad, recordando que cada paciente es una enfermedad y que cada uno de ellos será sujeto a los cambios necesarios para una evolución adecuada.

Es importante considerar que la fe juega un papel fundamental en el tratamiento, nuestro cerebro es un verdadero laboratorio, capaz de producir todos los elementos necesarios para defendernos contra cualquier enfermedad.

Produce las secresiones que el cuerpo requiere, para combatir enfermedades de cualquier clase: infecciones, inflamaciones, cáncer (sí cáncer), diuréticos, hormonales, antiartríticos, etc., y esto lo hace como un |verdadero defensor de nuestro cuerpo, es algo verdaderamente mágico, algo que nada ni nadie logrará conseguir nunca, la perfección de un sistema inmunológico que realmente defienda a nuestro organismo pero para eso es necesaria la alimentación adecuada que brinde los requerimientos correctos para que funcione perfectamente, y la fe asociada a una buena nutrición dará como resultado que todos nuestros intentos por defendernos contra las enfermedades sean recompensados en su esfuerzo con la meta que siempre ha sido el fin primordial de la humanidad, la salud absoluta e integral de nuestro cuerpo.

Siempre he mencionado que en esta Tierra, sobre ella está nuestro verdadero infierno o nuestro cielo, y a cada uno de nosotros nos corresponde escoger cuál será nuestra residencia permanente: el paraíso de la salud o el infierno de la enfermedad; creo que la salud es imprescindible, es absolutamente necesaria para que la vida sea tan simple y hermosa como la palabra suena.

"Vida"

Quisiera agradecer a todos mis pacientes que han puesto su fe en mis conocimientos como médico, su fe en mi persona como humano, en mí como su compañero de fórmula en la lucha contra esta enfermedad, su paño de lágrimas en sus momentos de aflicción y a los familiares de ellos darles las gracias por el apoyo brindado a sus pacientes en el seguimiento de los tratamientos, no importando lo fácil o difícil de los mismos; a mis asiduos y a los nuevos radioescuchas sus muestras de atención a mis programas de radio o televisión, los cuales se enriquecen con sus llamadas, sus reclamos, sus correcciones, sus críticas, sus felicitaciones, en fin todo aquello que me ha motivado a escribir parte de este libro, por la experiencia obtenida creo que ha sido posible hacerlo; vaya pues a todos aquellos mi más sincero agradecimiento, pues por lo hecho por todos ustedes podemos decir que es posible erradicar esta enfermedad y hacer nuestra vida más efectiva y productiva.

Ojalá este libro sea la espina de la duda que motive la corrección de sus hábitos alimenticios y con base en esto obtener o prevenir la enfermedad, o las enfermedades que jamás tuvieron razón de ser. El mejor legado que podemos dejar a nuestros hijos es una herencia de salud que cualquier ser humano valorará más que todos los tesoros del mundo juntos.

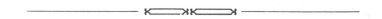

Dejando Jesús los confines de Tiro, se dirigió por Sidón hacia el mar de Galilea, atravesando el territorio de Decápoli.

Presentándole allí a un sordomudo, suplicándole que pusiera sobre él su mano. Apartole Jesús de la gente, le puso los dedos en las orejas y un poco de saliva en la lengua, y levantado los ojos al cielo, exhaló un suspiro y dijo:

Epheta: esto es: abríos.

Al momento se le abrieron los oídos y se le saltó el impedimento de la lengua y habló claramente.

Mandoles Jesús que no lo dijeran a nadie, pero cuanto más se los mandaba, con mayor empeño lo publicaban y tanto más crecía la admiración de todos, por lo cual decían:

Todo lo ha hecho bien: él ha hecho oír a los sordos y hablar a los mudos.

S. Mateo, XV, 21-29; S. Marcos, VIII, 24-37.

Con cariño: Dr. Abel Cruz H.

México, D.F. a 1 de noviembre de 1992

Índice

Esta edición se imprimió en Agosto de 2004. Acabados Editoriales
Tauro. Margarita No. 84 Col. Los Ángeles Iztapalapa. México, D. F.